Infermiera

di

Riabilitazione

La guida completa

SILVIA REALI

Indice dei contenuti

Introduzione 13

- Che cos'è il Dipartimento di Riabilitazione? 14

- Perché questo libro è necessario? 15

Capitolo 1: La storia e lo sviluppo dell'Assistenza Continua e Riabilitativa (Riabilitazione) 17

- Nascita e sviluppo della Riabilitazione. 18

- L'impatto dei cambiamenti sociali e medici sulla riabilitazione. 19

Capitolo 2: Comprendere il ruolo centrale dell'infermiera di riabilitazione 23

- L'Infermiera: il pilastro della riabilitazione. 24

- Differenze e somiglianze con altri servizi. 25

- L'importanza della multidisciplinarità. 27

Capitolo 3: Ammissione alla riabilitazione 29

- Il processo di ammissione: dalla domanda all'installazione. 30

- Valutazione iniziale del paziente 31

- Il ruolo cruciale dell'infermiera nel coordinamento dell'assistenza al momento del ricovero. 33

Capitolo 4: Tecniche e competenze specifiche nella riabilitazione 37

- Competenze mediche specifiche per la riabilitazione. 38

- Gestione del dolore e tecniche di cura avanzate. 40

- Tecniche di mobilizzazione e riabilitazione precoce. 42

Capitolo 5: Sfide quotidiane e come superarle 45

- Gestire situazioni complesse: dai pazienti recalcitranti alle situazioni familiari difficili. 46

- Le sfide emotive e psicologiche della riabilitazione. 48

- Come mantenere l'equilibrio tra empatia e professionalità. 50

Capitolo 6: Lavorare come parte di un team di riabilitazione 53

- L'importanza della comunicazione tra gli operatori sanitari. 54

- Lavorare con medici, fisioterapisti, terapisti occupazionali e altri membri del team. 55

- Tecniche di coordinamento e pianificazione dell'assistenza. 57

Capitolo 7: Strumenti tecnologici nella   61
riabilitazione

- Gli sviluppi tecnologici e il loro impatto   62
  sulla riabilitazione.

- Attrezzature e strumenti moderni per la   63
  riabilitazione.

- Formazione continua e sorveglianza   65
  tecnologica per gli infermieri.

Capitolo 8: Aspetti etici e legali   69

- I diritti dei pazienti nella riabilitazione.   70

- Riflessioni etiche sulla riabilitazione e la   72
  fine della vita.

- Importanza della documentazione e   73
  della riservatezza.

Capitolo 9: Specificità delle popolazioni in   77
riabilitazione

- Bambini in riabilitazione: particolarità e   78
  sfide.

- Riabilitazione geriatrica: soddisfare le   79
  esigenze degli anziani.

- Riabilitazione dei pazienti affetti da   81
  malattie neurodegenerative o da
  traumi.

Capitolo 10: Prevenzione ed educazione   85
terapeutica

- L'importanza di prevenire le   86
  complicazioni.

- Educazione terapeutica del paziente: un ruolo chiave per gli infermieri.   88

- Tecniche e metodi di insegnamento adattati al paziente.   90

Capitolo 11: Salute mentale nella riabilitazione   93

- Riconoscere e gestire i problemi di salute mentale nei pazienti in riabilitazione.   94

- Lavorare con i professionisti della salute mentale.   96

- Strategie di auto-cura per gli infermieri che affrontano lo stress e le emozioni intense.   97

Capitolo 12: La dimensione culturale nella riabilitazione   101

- Comprendere e rispettare la diversità culturale dei pazienti.   102

- Tecniche di comunicazione interculturale.   103

- Etica e sensibilità culturale nell'assistenza.   105

Capitolo 13: Innovazioni e ricerca nella riabilitazione   109

- Gli ultimi progressi nella riabilitazione.   110

- Implicazioni delle nuove scoperte per la pratica infermieristica.   112

- Come rimanere aggiornati in un campo in rapida evoluzione. 114

Capitolo 14: Gestione della fine della vita nella riabilitazione 117

- Navigare tra le decisioni e le conversazioni difficili sulla fine della vita. 118

- L'importanza delle cure palliative nella riabilitazione. 119

- Sostenere i pazienti e le loro famiglie nei loro ultimi momenti. 121

Capitolo 15: Transizione e dimissione dalla riabilitazione 125

- Preparare i pazienti e le loro famiglie alla dimissione. 126

- Assicurare una transizione agevole verso altri servizi o verso il domicilio. 128

- Follow-up post-riabilitazione: garantire la continuità dell'assistenza. 129

Capitolo 16: Riflessioni sulla pandemia COVID-19 e il suo impatto sulla Riabilitazione 133

- Le sfide poste dalla pandemia. 134

- Adattamento e innovazione in risposta alla crisi. 135

- Lezioni apprese e implicazioni per il futuro della Riabilitazione. 137

Capitolo 17: Sviluppo professionale e prospettive future   141

- Opportunità di specializzazione e di formazione continua.   142

- Ricerca sulla riabilitazione: dove stiamo andando?   144

- Il futuro della riabilitazione di fronte alle sfide demografiche e mediche.   146

Capitolo 18: Testimonianze e casi di studio   149

- Condividere le esperienze degli infermieri veterani della riabilitazione.   150

- Analisi di casi clinici reali e risoluzione di problemi.   151

- Il potere dell'umanità nella guarigione e nella riabilitazione.   153

Conclusione   155

- L'innegabile importanza dell'infermiera di riabilitazione.   156

- Incoraggiamento e consigli per chi è alle prime armi.   157

- Glossario dei termini medici.   160

- Risorse aggiuntive per la formazione e lo sviluppo professionale.   162

« *Nel reparto di Riabilitazione, ogni passo verso il recupero è una testimonianza del potere della resilienza umana e della determinazione medica.* »

Introduzione

Che cos'è il Dipartimento di Riabilitazione?

L'assistenza di follow-up e riabilitazione, comunemente indicata con l'acronimo di Rééducation, è un collegamento essenziale nel percorso di cura del paziente. Situata a metà strada tra il ricovero convenzionale e il ritorno a casa, la Riabilitazione svolge un ruolo centrale nell'assistenza medica, sostenendo i pazienti durante una fase cruciale: la riabilitazione.

Immagini una persona che ha subito un intervento chirurgico importante o una malattia grave. Dopo la fase acuta del trattamento, non sempre il paziente è in grado di riprendere subito una vita normale. È qui che entra in gioco la Riabilitazione, che offre uno spazio dedicato al recupero fisico e psicologico. Questo servizio è progettato per soddisfare esigenze specifiche, in particolare per i pazienti che necessitano di un'assistenza medica continua, beneficiando al contempo della rieducazione o della riabilitazione.

La riabilitazione è soprattutto un approccio globale alla salute. Non si tratta solo di trattare un infortunio o una malattia, ma di guardare all'individuo nel suo complesso. I team multidisciplinari di medici, infermieri, fisioterapisti, terapisti occupazionali e altri specialisti lavorano insieme per sviluppare un piano di cura su misura per ogni paziente. Questi professionisti uniscono le loro competenze per garantire che ogni persona possa recuperare la propria indipendenza e persino migliorare la qualità di vita precedente.

Il Reparto di Riabilitazione è anche un luogo in cui i pazienti sono incoraggiati a svolgere un ruolo attivo nel loro recupero. L'ambiente è sia medicalizzato per garantire la sicurezza e la qualità delle cure, sia accogliente per promuovere il benessere. Non è semplicemente una transizione tra l'ospedale e la casa; è una fase a sé stante, un luogo in cui i pazienti vengono riabilitati, sostenuti e preparati a tornare alla loro vita quotidiana.

Le Rééducation incarna una visione olistica della medicina, dove ogni fase del processo di guarigione viene presa in considerazione e dove il paziente è al centro delle nostre preoccupazioni. È un mondo in cui l'assistenza tecnica incontra l'umanità, in cui la competenza clinica incontra l'empatia e in cui ogni giorno si scrivono storie di resilienza e di rinascita.

Perché questo libro è necessario?

La professione di infermiera nell'ambito dell'assistenza continua e della riabilitazione (Riabilitazione) si trova al crocevia tra le tecniche mediche avanzate e l'arte del sostegno umano. Nel mondo medico, mentre molti libri sono dedicati alla chirurgia, alla medicina generale o alla terapia intensiva, la Riabilitazione rimane spesso ai margini, meno esplorata, meno evidenziata. Eppure la sua importanza è fondamentale.

Questo libro è necessario per una serie di motivi:
1. **Valorizzare un anello essenziale della catena assistenziale:** come intermediario tra il ricovero acuto e il ritorno a casa, i servizi di riabilitazione svolgono un ruolo centrale nella cura del paziente. Meritano di essere riconosciuti per il loro vero valore, non solo dagli operatori sanitari ma anche dalla società nel suo complesso.
2. **Riflettori puntati su una professione entusiasmante:** Mentre molti studenti di infermieristica hanno una vaga familiarità con la riabilitazione, quanti sanno davvero cosa comporta quotidianamente? Questo libro la porta al cuore

della professione, rivelando le sue sfide, le sue ricompense e la sua ricchezza intrinseca.

3. Una guida pratica per i professionisti: oltre alle conoscenze teoriche, è fondamentale comprendere le realtà pratiche, i trucchi del mestiere e le tecniche collaudate. Questo libro mira a colmare questa lacuna, fornendo strumenti pratici per migliorare l'assistenza ai pazienti.

4. Rafforzare la comunità dei caregiver: La condivisione di esperienze, aneddoti e storie crea un senso di appartenenza. Rafforza il legame tra i professionisti, ricordando loro che non sono soli di fronte alle sfide quotidiane.

5. Sensibilizzare il grande pubblico: per le persone al di fuori del mondo medico, questo libro offre l'opportunità di scoprire un mondo che spesso è poco conosciuto. Comprendendo meglio ciò che i pazienti e gli assistenti della riabilitazione devono affrontare, la società può sviluppare maggiore empatia e rispetto per questo settore.

6. Ispirazione per il futuro: In un mondo medico in continua evoluzione, è essenziale guardare al futuro, anticipare le esigenze future e innovare. Questo libro è anche una riflessione sul potenziale della Rieducazione, che ci invita a metterci in discussione e a migliorare continuamente.

Questo libro è necessario perché colma una lacuna, facendo luce su un settore sanitario che troppo spesso rimane nell'ombra. Offre riconoscimento, guida e ispirazione a tutti coloro che hanno a che fare con il mondo dell'Assistenza Continua e della Riabilitazione.

Capitolo 1

LA STORIA
E LO SVILUPPO
DELL'ASSISTENZA
CONTINUA
E DELLA
RIABILITAZIONE

Nascita e sviluppo della Riabilitazione.

La nascita e lo sviluppo dei servizi di riabilitazione e post-terapia riflettono i profondi cambiamenti avvenuti nel sistema sanitario e nelle esigenze dei pazienti nel corso dei decenni. Incarnano una risposta appropriata alle crescenti sfide dell'assistenza medica, illustrando al contempo il costante dinamismo della medicina per soddisfare le richieste di una popolazione in evoluzione.

Le origini della riabilitazione

In origine, la necessità di un'assistenza post-ospedaliera è emersa con il riconoscimento che il recupero non termina una volta che il paziente lascia l'ospedale. Nel contesto delle due guerre mondiali, molti soldati tornarono a casa con traumi fisici e psicologici. Mentre l'assistenza medica acuta era essenziale, divenne presto chiaro che la fase di recupero richiedeva un approccio specifico, che combinasse la riabilitazione e il supporto psicosociale.

Sviluppi del dopoguerra

Dopo la Seconda Guerra Mondiale, i Paesi colpiti hanno dovuto ripensare i loro sistemi sanitari. Fu in quel periodo che iniziarono a svilupparsi strutture dedicate alla convalescenza e alla riabilitazione, soprattutto in Europa. Queste strutture si sono concentrate sulla riabilitazione, aiutando i pazienti a recuperare la loro indipendenza.

L'aumento delle malattie croniche

Con l'aumento dell'aspettativa di vita e i progressi della medicina nel XX secolo, le malattie croniche sono diventate più diffuse. Condizioni come le malattie cardiovascolari, il diabete e i disturbi neurodegenerativi hanno creato una crescente necessità di assistenza post-ospedaliera specializzata, con la riabilitazione al centro dell'attenzione.

La risposta istituzionale

Di fronte a queste crescenti esigenze, molti Paesi hanno iniziato a formalizzare e strutturare i loro servizi di riabilitazione. Sono stati stabiliti degli standard di assistenza, sono state introdotte delle formazioni specializzate e sono stati stanziati dei fondi dedicati.

La riabilitazione nell'era moderna

Con la crescita della tecnologia e dei progressi medici, la riabilitazione ha incorporato tecniche all'avanguardia, pur mantenendo il suo approccio incentrato sul paziente. La telemedicina, le terapie innovative e la robotica medica hanno trovato il loro posto nella riabilitazione moderna.

Nel futuro

Oggi la riabilitazione è a un punto di svolta. Le sfide poste da pandemie, cambiamenti demografici e innovazioni mediche richiedono un costante adattamento. I servizi di riabilitazione di domani dovranno essere ancora più flessibili, integrativi e orientati a una cura completa e personalizzata del paziente.

I centri di riabilitazione hanno seguito un percorso affascinante, evolvendo da strutture rudimentali a centri altamente specializzati. Incarnano la capacità della medicina di evolversi in risposta alle mutevoli esigenze della società, mettendo le persone al centro dell'approccio terapeutico.

L'impatto del cambiamento sociale e medico sulla Riabilitazione.

Le cure di follow-up e riabilitazione (rieducazione) sono al centro dell'assistenza medica del paziente. Fanno da ponte tra il trattamento acuto e la ripresa della vita quotidiana. Tuttavia, come ogni campo medico, la riabilitazione non opera nel vuoto. È influenzata dai cambiamenti sociali e medici, che nel tempo hanno modificato profondamente il suo approccio e le sue pratiche.

I cambiamenti sociali e il loro impatto sulla riabilitazione:
- **Invecchiamento della popolazione:** con l'allungamento dell'aspettativa di vita, il numero di persone anziane nella società è in aumento. Le patologie legate all'età, come le cadute, le malattie neurodegenerative e le patologie cardiache, richiedono un'assistenza riabilitativa specifica. I servizi di riabilitazione hanno quindi dovuto adattare le loro pratiche e infrastrutture per soddisfare le esigenze specifiche di questo gruppo di età.
- **L'aumento delle malattie croniche:** la prevalenza delle malattie croniche, in particolare il diabete, l'obesità e le affezioni respiratorie, sta influenzando la domanda di riabilitazione. Questi pazienti richiedono un'assistenza a lungo termine, orientata alla gestione della malattia e alla prevenzione delle complicazioni.
- **Cambiamento delle aspettative dei pazienti:** i pazienti di oggi aspirano a una maggiore autonomia e vogliono essere coinvolti nelle loro cure. I servizi di riabilitazione devono quindi offrire approcci partecipativi, integrando il paziente come protagonista della sua riabilitazione.

Cambiamenti medici e il loro impatto sulla riabilitazione:
- **Progressi tecnologici:** l'integrazione di nuove tecnologie, come la robotica e le applicazioni di teleriabilitazione, offre opportunità senza precedenti per la riabilitazione. Questi strumenti, in continua evoluzione, consentono un trattamento più personalizzato e spesso più efficace.
- **Sviluppi nelle tecniche di riabilitazione: La** ricerca medica, basata su studi clinici, ha rivelato nuovi metodi di riabilitazione che si adattano meglio a

determinate patologie. Queste scoperte hanno portato a un aggiornamento delle pratiche riabilitative.

- **Approccio multidisciplinare:** riconoscendo che la salute non è solo assenza di malattia, ma benessere generale, Rééducation ha adottato un approccio olistico. Ciò significa una più stretta collaborazione tra diversi professionisti (infermieri, fisioterapisti, terapisti occupazionali, psicologi, ecc.

- **Le sfide poste dalle crisi sanitarie:** eventi come la pandemia COVID-19 hanno evidenziato la necessità di adattare le strutture di riabilitazione per accogliere i pazienti con esigenze specifiche post-infettive. Queste crisi hanno anche evidenziato l'importanza della reattività e della flessibilità nella gestione della riabilitazione.

In quanto anello essenziale della catena sanitaria, i servizi di riabilitazione non possono ignorare i cambiamenti sociali e medici. Per rimanere rilevanti ed efficaci, devono evolversi costantemente, anticipare e adattarsi alle nuove sfide poste da una società in evoluzione e da un campo medico in continuo progresso.

Capitolo 2

COMPRENDERE IL RUOLO CENTRALE DELL'INFERMIERA DI RIABILITAZIONE

L'Infermiera: il pilastro della riabilitazione.

L'infermiera nell'ambito dell'assistenza continua e della riabilitazione (Riabilitazione) è molto più di un semplice attore nel processo di cura. È il pilastro attorno al quale ruotano molte interazioni, cure e attività, garantendo una riabilitazione ottimale del paziente. Svolge un ruolo centrale su diversi fronti e spesso è il primo punto di contatto per i pazienti e le loro famiglie.

1. L'Infermiera come coordinatore dell'assistenza:

La specificità del reparto di Rieducazione risiede nella sua natura multidisciplinare. Gli infermieri fungono da collegamento tra i vari professionisti della salute: medici, fisioterapisti, terapisti occupazionali, psicologi e molti altri. Aiutano a sincronizzare gli interventi, assicurano la continuità delle cure e garantiscono un'assistenza completa al paziente.

2. Il ruolo educativo :

Oltre a fornire assistenza tecnica, l'infermiera di riabilitazione ha anche un ruolo educativo fondamentale. Informa i pazienti sulla loro condizione, li rende consapevoli delle buone pratiche di riabilitazione e li aiuta a capire e a seguire il loro trattamento. Questa educazione terapeutica è essenziale se i pazienti devono farsi carico della propria salute.

3. Supporto psicologico :

Il periodo di riabilitazione può essere impegnativo per il paziente. Gli infermieri, con la loro presenza quotidiana, sono spesso coloro che rilevano i segnali di disagio, ansia o depressione. Forniscono supporto psicologico, rassicurazione e, se necessario, indirizzano i pazienti a specialisti per un trattamento adeguato.

4. Competenza tecnica :

L'assistenza riabilitativa può richiedere competenze tecniche specifiche, dalla gestione di ferite complesse alla somministrazione di trattamenti particolari. Gli infermieri devono essere sempre all'erta, formandosi regolarmente per soddisfare le esigenze specifiche dei loro pazienti.

5. Prevenzione :

L'infermiera svolge un ruolo cruciale nella prevenzione di complicazioni come piaghe da decubito, infezioni nosocomiali e trombosi. Grazie alla loro osservazione meticolosa e alla conoscenza approfondita del paziente, sono spesso i primi a identificare i segnali di allarme delle complicazioni e ad agire di conseguenza.

6. La dimensione umana :

Attraverso il contatto quotidiano con i pazienti, gli infermieri stabiliscono un rapporto di fiducia, che è essenziale per il successo del processo di riabilitazione. Spesso è con loro che i pazienti condividono le loro speranze, paure e difficoltà. L'infermiera fornisce un orecchio comprensivo, un'empatia e un sostegno che vanno ben oltre l'assistenza tecnica.

L'infermiera di riabilitazione è la pietra angolare dell'assistenza. Assicura la continuità dell'assistenza, garantisce la qualità del trattamento e stabilisce quella preziosa relazione con il paziente che spesso fa la differenza nel processo di riabilitazione. Senza di loro, la riabilitazione non potrebbe funzionare con tanta efficienza e umanità.

Differenze e somiglianze
con altri dipartimenti.

Le cure di follow-up e riabilitazione (Riabilitazione) hanno caratteristiche proprie che le distinguono da molti altri servizi ospedalieri. Tuttavia, condividono anche una serie di somiglianze con questi ultimi, in quanto fanno parte di un continuum di cure. Per comprendere appieno il loro posto unico nel panorama medico, è importante confrontarli con altri servizi, come le unità di cura per acuti, di terapia intensiva e di assistenza a lungo termine.

Differenze tra Riabilitazione e altri servizi :
- **Natura dell'assistenza:** la riabilitazione si concentra principalmente sulla rieducazione e sulla riabilitazione, mentre l'assistenza acuta e intensiva si concentra sul trattamento di condizioni mediche gravi o di emergenze.
- **Durata del soggiorno:** i soggiorni in riabilitazione tendono ad essere più lunghi rispetto alle cure per acuti, ma più brevi rispetto alle cure a lungo termine. Il loro scopo è preparare i pazienti a tornare a casa o in un altro ambiente meno medico.
- **Approccio multidisciplinare:** sebbene tutti i reparti ospedalieri lavorino in team, l'approccio multidisciplinare è particolarmente pronunciato nella Riabilitazione. Questo servizio spesso coinvolge diversi specialisti, come fisioterapisti, terapisti occupazionali, logopedisti, ecc.
- **Infrastrutture e attrezzature:** i centri di riabilitazione spesso dispongono di attrezzature e infrastrutture specifiche per la riabilitazione, come sale di fisioterapia o piscine terapeutiche.

Similitudini tra Riabilitazione e altri servizi :
- **Il paziente al centro: qualunque sia** il servizio, il benessere del paziente è sempre al centro delle nostre preoccupazioni. Ogni professionista si impegna a fornire un'assistenza di qualità per soddisfare le esigenze del paziente.
- **Coordinamento dell'assistenza:** in tutti i reparti, è essenziale assicurare un coordinamento efficace tra i vari professionisti della salute, al fine di garantire un'assistenza ottimale.
- **Continuità di cura:** la Riabilitazione, come altri servizi, fa parte di un percorso di cura. Un paziente

può passare dalla terapia intensiva alle cure acute, poi alla Riabilitazione, prima di essere trasferito in un'unità di cura a lungo termine.

- **Formazione continua:** in tutti i reparti, gli operatori sanitari, compresi gli infermieri, devono mantenere aggiornate le loro conoscenze e competenze per fornire la migliore assistenza possibile.
- **Sfide amministrative e normative:** come ogni servizio ospedaliero, il Dipartimento di Riabilitazione deve affrontare sfide di finanziamento, normative e gestionali.

I reparti di riabilitazione occupano un posto speciale nel panorama ospedaliero. Sebbene condividano una serie di somiglianze con altri reparti, le loro caratteristiche distintive li differenziano, in particolare per la loro attenzione alla riabilitazione e alla preparazione dei pazienti a tornare in un ambiente meno medico.

L'importanza della multidisciplinarità.

La multidisciplinarietà è un concetto essenziale in medicina, che si basa sulla collaborazione di professionisti di diverse discipline per fornire un'assistenza completa e coerente al paziente. Nel mondo dell'assistenza sanitaria, dove ogni specialità detiene un pezzo del vasto corpo di conoscenze mediche, l'approccio multidisciplinare non è solo una necessità, ma anche un punto di forza.

Immaginiamo cosa significhi essere un paziente in follow-up e in riabilitazione dopo un incidente cerebrovascolare (CVA). Il recupero non dipende solo da farmaci o interventi chirurgici, ma da una moltitudine di interventi. I terapisti occupazionali lavorano sul ripristino dei movimenti quotidiani, i fisioterapisti sulla mobilità e sulla forza muscolare, i logopedisti su eventuali problemi di linguaggio e gli infermieri sul coordinamento delle cure e sulla prevenzione delle complicazioni. Ognuno di questi professionisti apporta competenze essenziali, ma è il loro lavoro armonioso e complementare che permetterà ai pazienti di ritrovare la loro indipendenza.

Questa collaborazione non è solo una combinazione di interventi. Promuove anche una comunicazione fluida tra i professionisti, assicurando che ogni decisione medica sia informata e adattata al contesto generale del paziente. Ad esempio, un cambiamento nel trattamento farmacologico può influire sul programma di riabilitazione, oppure un'osservazione fatta dal fisioterapista può influenzare l'assistenza infermiera. Grazie al nostro approccio multidisciplinare, queste interazioni avvengono con trasparenza e comprensione reciproca.

Oltre ai benefici medici, l'approccio multidisciplinare arricchisce anche il rapporto paziente-professionista. I pazienti si sentono sostenuti, ascoltati e considerati nel loro insieme, con risposte adeguate alle loro preoccupazioni fisiche e psicologiche. Le competenze complementari garantiscono un'assistenza completa, in cui ogni aspetto della salute del paziente viene preso in considerazione.

La multidisciplinarietà è molto più di un metodo di lavoro; è una filosofia di cura. Riflette il riconoscimento che, in campo medico, la condivisione di conoscenze e competenze è la garanzia di un'assistenza ottimale, incentrata sul benessere e sul recupero del paziente.

Capitolo 3

AMMISSIONE ALLA RIABILITAZIONE

Il processo di ammissione: dall'applicazione all'installazione.

Il processo di ammissione alle cure continue e riabilitative (Riabilitazione) è una fase cruciale, che orchestra la transizione del paziente da un ambiente medico a un altro, con l'obiettivo della riabilitazione e della reintegrazione graduale. Anche se questa transizione può sembrare amministrativa, è essenziale per garantire la continuità e la qualità dell'assistenza. Dalla richiesta di ammissione all'arrivo del paziente in reparto, ogni fase è progettata per garantire la sicurezza e il benessere del paziente.

Di solito inizia con una raccomandazione medica. Che si tratti di un medico di base, di un chirurgo dopo un'operazione o di uno specialista in un reparto di cure acute, viene identificata la necessità di riabilitazione. Il medico redige quindi una richiesta di ammissione al Reparto di Riabilitazione, specificando il contesto medico, le esigenze specifiche di riabilitazione e gli obiettivi da raggiungere.

La richiesta viene poi valutata dal team di Riabilitazione, spesso guidato da un medico riabilitatore. Quest'ultimo esamina la cartella clinica del paziente, valuta la pertinenza del ricovero in termini di capacità e specialità del reparto e verifica la disponibilità di posti. In questo modo, si assicura che il reparto possa rispondere adeguatamente alle esigenze del paziente.

Una volta accettata la richiesta, inizia il processo amministrativo. Vengono raccolti i dati di contatto del paziente, l'assicurazione sanitaria e altri dettagli rilevanti. Questa fase, sebbene burocratica, è fondamentale per garantire che il paziente sia assistito senza problemi e senza ostacoli durante il suo soggiorno.

Con l'avvicinarsi della data di ricovero, viene stabilita una comunicazione con il paziente e la sua famiglia. Vengono fornite loro informazioni pratiche, come le cose da portare con sé, gli orari di visita e le modalità di alloggio. Questa fase prepara i pazienti al loro arrivo, rassicurandoli e rispondendo alle loro domande.

Infine, il giorno del ricovero, il paziente viene accolto dal team di Riabilitazione. Dopo le formalità di ammissione, viene effettuata una valutazione medica iniziale per stabilire un piano di assistenza personalizzato. L'Infermiera, che è la chiave di questa transizione, si prende il tempo necessario per far ambientare il paziente, familiarizzare con il nuovo ambiente e presentarlo all'équipe medica.

Il processo di ammissione, sebbene possa sembrare lineare, è in realtà il riflesso di un'attenzione costante al paziente. Dalla prima segnalazione alla sistemazione nella stanza, ogni fase è progettata per garantire che i pazienti si sentano assistiti, ascoltati e fiduciosi, iniziando così il loro percorso di riabilitazione nelle migliori condizioni possibili.

Valutazione iniziale del paziente.

La valutazione iniziale di un paziente in Assistenza e Riabilitazione Continua (Riabilitazione) è una fase fondamentale che getta le basi dell'intero processo riabilitativo. Consente di effettuare una valutazione medica e funzionale completa e di identificare le esigenze specifiche del paziente. Questa valutazione guida lo sviluppo di un piano di assistenza personalizzato, focalizzato sugli obiettivi di riabilitazione.

Non appena il paziente arriva, la valutazione inizia con un **colloquio medico** con il medico della Riabilitazione. Durante questo colloquio, viene raccolta l'anamnesi del paziente, ossia tutte le informazioni sulla sua storia medica e chirurgica e le circostanze che hanno portato al ricovero in Riabilitazione. Vengono esplorate anche le lamentele e le aspettative del paziente, per avere una visione complessiva della sua situazione.

Si procede quindi alla **revisione dei sistemi**. Si tratta di interrogare il paziente su ogni sistema corporeo (cardiovascolare, respiratorio, digestivo, ecc.) per individuare eventuali sintomi o anomalie.

Segue la **fase** dell'**esame fisico**. Il medico esegue una valutazione complessiva, esaminando le varie funzioni corporee. Ad esempio, valuta la forza muscolare, la mobilità articolare, la sensibilità e l'equilibrio.

Oltre alla valutazione medica, vengono coinvolti altri professionisti:

- Il **terapista occupazionale** valuta la capacità del paziente di svolgere le attività della vita quotidiana, come vestirsi, mangiare e gestire la cura personale.
- Il **fisioterapista** esamina la funzione motoria, la qualità dell'andatura e la capacità respiratoria.
- Se necessario, il **logopedista** valuterà eventuali disturbi del linguaggio, della deglutizione o cognitivi.
- **Gli psicologi** o i neuropsicologi possono essere chiamati per esplorare lo stato emotivo e la capacità di recupero del paziente, o per valutare eventuali problemi cognitivi.
- L'**infermiera** svolge un ruolo interdisciplinare, raccogliendo informazioni sulle esperienze del paziente, sulle sue abitudini, sul suo livello di autonomia, sui suoi farmaci e su qualsiasi necessità di educazione terapeutica.

Tutti questi dati, raccolti meticolosamente, vengono poi compilati in un **piano di cura**. Questo sarà regolarmente rivalutato e modificato in base ai progressi del paziente.

La valutazione iniziale di un paziente in riabilitazione è quindi un processo multidimensionale, che coinvolge un team multidisciplinare. Getta le basi per un'assistenza olistica e centrata sul paziente, orientata al suo ritorno all'indipendenza.

Il ruolo cruciale dell'infermiera nella coordinamento delle cure al momento del ricovero.

In qualità di professionista sanitario di prima linea, l'infermiera svolge un ruolo fondamentale quando un paziente viene ricoverato in un'unità di cure continue e riabilitazione (Riabilitazione). All'incrocio tra medicina, organizzazione e dimensione umana dell'assistenza, gli infermieri sono spesso il primo volto che i pazienti incontrano e l'ultimo che vedono alla fine della giornata. In questo contesto, il coordinamento dell'assistenza al momento del ricovero è una responsabilità importante per gli infermieri, ed ecco come funziona nella pratica.

1. Primo punto di contatto e valutazione iniziale:
Quando i pazienti arrivano in Riabilitazione, di solito è l'Infermiera ad accoglierli, ad offrire loro un orientamento iniziale e ad effettuare una prima valutazione. Questa valutazione, sebbene sia più incentrata sull'assistenza infermieristica, integra la valutazione del medico, facendo luce sulle condizioni generali del paziente, sulle sue esigenze immediate e sulle sue preoccupazioni.

2. Comunicazione con il team multidisciplinare:

L'infermiera raccoglie le informazioni essenziali che saranno condivise con l'intero team di assistenza: medici, fisioterapisti, terapisti occupazionali, psicologi, ecc. Si assicura che tutti siano a conoscenza delle esigenze particolari del paziente, che si tratti di allergie ai farmaci, restrizioni alimentari o requisiti psicologici specifici.

3. Organizzazione dell'assistenza immediata:

A seconda delle condizioni del paziente all'arrivo, potrebbe essere necessaria un'assistenza immediata. L'infermiera coordina questi interventi, sia che si tratti di somministrare farmaci, applicare medicazioni o sottoporre il paziente all'ossigenoterapia.

4. Educazione e rassicurazione del paziente:

Il ricovero può essere una fonte di stress per i pazienti. L'Infermiera si prende il tempo necessario per spiegare le procedure, presentare il team di cura e rispondere a qualsiasi domanda. Questo rassicura il paziente e facilita la sua integrazione nel reparto.

5. Coordinamento con i servizi esterni:

Se il paziente ha bisogno di ulteriori esami, l'infermiera li coordina con i reparti competenti, che si tratti di diagnostica per immagini, laboratorio o consultazioni specialistiche.

6. Pianificazione del piano di assistenza:

In collaborazione con il team medico, l'infermiera elabora un piano di assistenza per il paziente. Questo piano tiene conto delle esigenze mediche, degli obiettivi di riabilitazione e delle preferenze del paziente.

7. Trasmissione di informazioni:

Poiché gli infermieri lavorano a turni, è essenziale che le informazioni vengano trasmesse in modo chiaro e accurato tra i team diurni e notturni, per garantire la continuità dell'assistenza.

L'infermiera, in virtù della sua posizione centrale e della sua vicinanza al paziente, è un anello essenziale nel coordinamento dell'assistenza al momento dell'ammissione alla Riabilitazione. Assicura il buon funzionamento degli interventi, la sicurezza del paziente e contribuisce a stabilire un rapporto di fiducia, la pietra miliare di un'assistenza di successo.

Capitolo 4

TECNICHE E COMPETENZE SPECIFICHE NELLA RIABILITAZIONE

Competenze mediche
specifici per la Riabilitazione.

L'assistenza di follow-up e riabilitazione è una fase cruciale della cura del paziente. Ha lo scopo di ripristinare le funzioni compromesse, ottimizzare l'indipendenza e preparare i pazienti a tornare a casa o in una struttura adeguata. Questa missione richiede che gli operatori sanitari abbiano competenze specifiche, adattate alle esigenze complesse dei pazienti che trattano.

1. Capacità di valutazione funzionale:
I professionisti della riabilitazione devono essere in grado di valutare la capacità funzionale dei pazienti. Ciò significa padroneggiare gli strumenti e le tecniche necessarie per valutare la forza muscolare, la mobilità articolare, l'equilibrio e la coordinazione.

2. Competenza nella riabilitazione:
La rieducazione è il cuore del Dipartimento di Riabilitazione. Gli assistenti devono quindi possedere competenze avanzate in fisioterapia, terapia occupazionale, logopedia, eccetera, a seconda delle rispettive specializzazioni.

3. Conoscenza delle patologie comuni:
I pazienti in riabilitazione arrivano spesso dopo un ricovero ospedaliero acuto per una serie di condizioni, tra cui ictus, traumi e interventi chirurgici maggiori. Una comprensione approfondita di queste condizioni e delle loro implicazioni è essenziale.

4. Gestione del dolore :
I pazienti in riabilitazione possono soffrire di dolore cronico o acuto. Gli assistenti alla riabilitazione devono essere formati nella gestione del dolore, utilizzando approcci sia medicinali che non medicinali.

5. Competenze psicosociali :
La riabilitazione non è solo fisica. I professionisti della riabilitazione devono essere in grado di valutare e

sostenere le esigenze emotive, psicologiche e sociali dei pazienti, aiutandoli a superare gli ostacoli associati alla loro malattia o condizione.

6. Coordinamento e comunicazione interdisciplinare:
La riabilitazione è un ambiente altamente collaborativo. I caregiver devono quindi eccellere nella comunicazione con altri professionisti sanitari (medici, infermieri, terapisti) per garantire un'assistenza coerente e completa.

7. Educazione terapeutica :
Uno dei ruoli della riabilitazione è quello di preparare i pazienti al ritorno a casa. Questo spesso comporta l'educazione del paziente (e talvolta della sua famiglia) sulla sua condizione, sui trattamenti a cui si sta sottoponendo, sulle azioni che dovrebbe adottare o evitare e sugli adattamenti da apportare alla vita quotidiana.

8. Competenza nelle tecnologie mediche:
I progressi tecnologici significano che una serie di strumenti e attrezzature moderne vengono incorporati nell'assistenza riabilitativa, comprese le attrezzature per la mobilitazione, le tecnologie di realtà virtuale per la riabilitazione e i dispositivi di monitoraggio medico.

9. Approccio olistico:
Nella Riabilitazione, il paziente viene considerato come un tutt'uno. Ciò richiede la capacità di integrare tutti gli aspetti della salute di un individuo: fisico, emotivo, sociale e cognitivo.

10. Adattabilità :
Infine, ogni paziente è unico e la riabilitazione può presentare sfide inaspettate. La capacità di adattarsi, innovare e modificare i piani di cura è un'abilità essenziale nella riabilitazione.

Ciò che rende Rééducation unica è la combinazione di competenze mediche, abilità riabilitative e un approccio incentrato sul paziente, che offre un'assistenza personalizzata e multidimensionale.

Gestione del dolore
e tecniche di cura avanzate.

La gestione del dolore è un aspetto fondamentale della riabilitazione. Molti pazienti soffrono di dolore in seguito a interventi chirurgici, traumi o malattie croniche. Un'adeguata gestione del dolore è essenziale per il comfort e il benessere del paziente, ma anche per promuovere la riabilitazione. La combinazione di questa gestione con tecniche di cura avanzate offre un approccio moderno e olistico al trattamento.

1. Valutazione del dolore :
Soprattutto, è fondamentale valutare correttamente il dolore. Vengono comunemente utilizzate scale come la scala analogica visiva (VAS) o la scala numerica. Questa valutazione prende in considerazione l'intensità, la localizzazione, la natura (dolore acuto o cronico) e l'impatto del dolore sulla qualità della vita.

2. Approcci farmacologici :
- **Analgesici**: si va dai semplici analgesici (paracetamolo) agli oppiacei (morfina), a seconda della gravità del dolore.
- **Farmaci antinfiammatori non steroidei (FANS):** utili per il dolore di origine infiammatoria.
- **Antidepressivi e anticonvulsivanti**: Questi farmaci possono essere efficaci, in particolare per il dolore neuropatico.

3. Tecniche avanzate di gestione del dolore:
- **Neurostimolazione transcutanea (TENS)**: una tecnica che utilizza piccole correnti elettriche per stimolare i nervi e ridurre così la percezione del dolore.
- **Blocco nervoso**: iniezioni di farmaci per bloccare temporaneamente un gruppo di nervi e alleviare il dolore.

- **Pompa analgesica**: dispositivo per la somministrazione controllata di oppiacei direttamente nel sistema nervoso.

4. Approcci non farmacologici :
- **Fisioterapia**: movimenti specifici possono aiutare ad alleviare il dolore e a migliorare la mobilità e la forza.
- **Termoterapia e crioterapia**: l'uso del calore o del freddo può avere effetti analgesici.
- **Agopuntura**: questa antica tecnica cinese può dare un sollievo significativo ad alcuni pazienti.
- **Terapie manuali**: come l'osteopatia o la chiropratica, possono essere utili per il dolore muscolo-scheletrico.

5. Approcci psicologici :
- **Terapia cognitivo-comportamentale (CBT)**: aiuta i pazienti a gestire il dolore modificando il modo in cui lo percepiscono e reagiscono.
- **Rilassamento e meditazione**: tecniche che possono aiutare a rilassare il corpo e la mente, riducendo la percezione del dolore.

6. Tecnologie innovative:
- **Realtà virtuale**: gli studi dimostrano che la realtà virtuale può aiutare a distrarre la mente dal dolore, fornendo una sorta di analgesia 'cognitiva'.
- **Biofeedback**: tecnica che insegna ai pazienti come controllare le funzioni fisiologiche per migliorare il loro stato di salute.

7. Educazione terapeutica :
È essenziale insegnare ai pazienti a comprendere il loro dolore, a esprimerlo e a utilizzare tecniche per alleviarlo, ma anche a evitare comportamenti che potrebbero peggiorarlo.

La gestione del dolore nella riabilitazione si basa su un approccio multimodale, che combina tecniche tradizionali e innovazioni moderne. Richiede una stretta collaborazione tra il paziente, gli infermieri, i medici e i terapisti, sempre con l'obiettivo di offrire al paziente la migliore qualità di vita possibile.

Tecniche di mobilitazione e la riabilitazione precoce.

Le tecniche di mobilizzazione e di riabilitazione precoce svolgono un ruolo essenziale nell'assistenza post-acuta e riabilitativa. Questi approcci mirano a promuovere il movimento, a minimizzare il decondizionamento fisico e a facilitare il ritorno all'indipendenza. Iniziando precocemente la riabilitazione, anche nelle patologie acute, possiamo ridurre le complicazioni secondarie e ottimizzare il recupero. Diamo un'occhiata più da vicino.

1. L'importanza della mobilitazione precoce:
La mobilizzazione precoce aiuta a prevenire le complicazioni associate all'immobilità prolungata, come l'atrofia muscolare, la trombosi venosa profonda, la polmonite e le piaghe da decubito. Inoltre, aiuta a migliorare la circolazione sanguigna e a mantenere la massa muscolare.

2. Tecniche di mobilizzazione passiva:
Utilizzate quando il paziente non è in grado di muoversi autonomamente, prevedono l'uso di dispositivi o l'intervento di un assistente per muovere gli arti del paziente. Queste tecniche possono includere esercizi di movimento o l'uso di dispositivi come i cicloergometri per gli arti inferiori.

3. Mobilitazione attiva assistita :
Il paziente partecipa attivamente, ma riceve assistenza. Per esempio, un fisioterapista può sostenere il peso di un arto mentre aiuta il paziente a muoversi.

4. Mobilitazione attiva :
Il paziente esegue i movimenti da solo. Questo può comportare esercizi a letto, il trasferimento dal letto alla sedia, o esercizi di rafforzamento e di equilibrio.

5. Tecniche specifiche per la riabilitazione precoce:
- **Alzarsi presto dal letto**: incoraggiare il paziente a sedersi e ad alzarsi dal letto il prima possibile.

- **Deambulazione assistita**: l'uso di deambulatori o stampelle per aiutare i pazienti a recuperare la capacità di camminare.

- **Esercizi di respirazione**: migliorano la funzione polmonare, in particolare dopo un intervento chirurgico toracico o addominale.

6. Riabilitazione precoce specifica per la condizione:
A seconda della condizione medica, le tecniche possono variare:
- Per un ictus: lavorare sulla mobilità, sulla coordinazione, sul linguaggio e sulla deglutizione.

- Dopo un intervento chirurgico ortopedico: movimento precoce dell'articolazione interessata, rafforzamento muscolare e lavoro sull'ampiezza di movimento.

7. L'importanza del supporto psicologico:
La riabilitazione precoce non si limita alla dimensione fisica. Il supporto psicologico è essenziale per aiutare i pazienti a superare le barriere mentali ed emotive e per rafforzare la loro motivazione a partecipare attivamente alla riabilitazione.

8. Tecnologia e riabilitazione :
Strumenti moderni come la realtà virtuale, gli esoscheletri o le piattaforme di biofeedback possono essere integrati per migliorare i risultati della riabilitazione e rendere il processo più coinvolgente per il paziente.

La chiave del successo della mobilizzazione e della riabilitazione precoce risiede in un approccio interdisciplinare personalizzato che coinvolge medici, infermieri, fisioterapisti, terapisti occupazionali e altri professionisti. L'obiettivo non è solo quello di ripristinare la funzione, ma anche di dare ai pazienti gli strumenti e la fiducia per tornare a una vita attiva e indipendente.

Capitolo 5

SFIDE QUOTIDIANE E COME SUPERARLI

Gestire situazioni complesse:
Il paziente recalcitrante
circostanze familiari difficili.

L'assistenza al follow-up e alla riabilitazione (Riabilitazione) si trova spesso all'incrocio tra medicina, psicologia e lavoro sociale. Di conseguenza, gli infermieri della riabilitazione si trovano regolarmente ad affrontare situazioni complesse. Che si tratti di un paziente recalcitrante, di una storia di vita difficile o di un contesto familiare teso, ogni situazione richiede particolare finezza, pazienza e abilità per essere gestita in modo efficace.

1. Il paziente recalcitrante :
Il paziente che rifiuta o resiste al trattamento può rappresentare una delle sfide più grandi. Questo rifiuto può essere dovuto a paura, sfiducia, depressione o altri fattori psicologici.
- **Stabilire un rapporto di fiducia**: prendersi il tempo per ascoltare, esprimere empatia e rassicurare il paziente.
- **Capire la fonte della recalcitranza**: è la paura del dolore, la mancanza di comprensione del trattamento o qualcos'altro?
- **Coinvolgere gli specialisti**: Uno psicologo o un assistente sociale possono contribuire con la loro esperienza alla cura del paziente.

2. Un contesto familiare difficile:
L'ambiente familiare gioca un ruolo cruciale nel recupero del paziente. Tuttavia, non tutte le famiglie sono solidali o comprensive.
- **Organizzare** incontri con **la famiglia**: questi offrono l'opportunità di discutere le preoccupazioni, offrire formazione e chiarire il ruolo di ciascun membro nel processo di riabilitazione.

- **Mediazione dei conflitti**: in situazioni di tensione, la mediazione può aiutare a risolvere i disaccordi e a stabilire una comunicazione costruttiva.
- **Sostegno esterno**: a volte può essere necessario ricorrere ai servizi sociali o alle associazioni per fornire un ulteriore supporto alla famiglia.

3. Gestire storie di vita difficili:
Un trauma passato, sia fisico che psicologico, può influenzare il modo in cui il paziente risponde al trattamento.
- **Formazione specialistica**: garantire che il personale sia formato per riconoscere e gestire i segni del trauma.
- **Approccio centrato sul paziente**: Adattare il piano di trattamento alle esigenze e alle preoccupazioni specifiche del paziente.
- **Lavorare con specialisti della salute mentale**: in alcuni casi, il supporto di uno psicologo o di uno psichiatra può essere utile.

4. Comunicazione di squadra:
Una comunicazione fluida tra tutti i membri del team di cura è essenziale per garantire un'assistenza ottimale.
- **Incontri regolari**: sono un'occasione per condividere informazioni, discutere le sfide e coordinare le azioni.
- **Formazione continua**: organizzare sessioni di formazione sulla gestione di situazioni complesse per migliorare le competenze del team.

La gestione di situazioni complesse nella Riabilitazione richiede un approccio multidimensionale che va ben oltre l'assistenza medica. Gli infermieri, in quanto spina dorsale di questo servizio, svolgono un ruolo cruciale, essendo spesso la prima linea di interazione con i pazienti e le loro famiglie. Con empatia, pazienza, abilità e collaborazione, possono navigare attraverso queste sfide per garantire il benessere e il recupero dei pazienti.

Le sfide emotive e psicologiche della riabilitazione.

La riabilitazione, sebbene sia incentrata sul recupero fisico, coinvolge inevitabilmente la dimensione emotiva e psicologica del paziente. Il processo di guarigione non si limita alla guarigione delle ferite o alla rieducazione muscolare; comporta anche la riconquista dell'autonomia, la gestione del dolore, l'accettazione di nuove realtà corporee e l'adattamento a un nuovo stato di normalità.

1. Affrontare una nuova realtà :
Quando un paziente entra in riabilitazione, può trovarsi di fronte alla consapevolezza che la sua vita non sarà più la stessa. Questa realtà può generare sentimenti di incredulità, negazione, rabbia o dolore per la vita che conosceva prima.

2. Incertezza e ansia:
Non sapere cosa aspettarsi, quanto durerà la riabilitazione o fino a che punto il recupero sarà completo può essere una fonte di stress importante per il paziente.

3. Le sfide del dolore cronico :
Il dolore, soprattutto quando è persistente, può avere effetti devastanti sul morale e sul benessere psicologico. Può portare a sentimenti di disperazione, irritabilità e persino depressione.

4. Difficoltà di accettazione:
Accettare i cambiamenti del corpo, come la perdita di un arto o la presenza di una cicatrice importante, richiede un notevole adattamento psicologico. L'accettazione è un

processo che può richiedere tempo e supporto psicologico.

5. Le sfide dell'indipendenza e dell'autonomia:
La perdita di autonomia, anche temporanea, può avere un effetto profondo sull'autostima e sul senso di dignità del paziente.

6. Reazioni della famiglia e degli amici:
Il modo in cui la famiglia e gli amici reagiscono alla situazione può influenzare il benessere emotivo del paziente. Il sostegno, o la sua mancanza, può avere un impatto significativo sul processo di riabilitazione.

7. Le sfide della ripresa delle attività quotidiane :
Riprendere compiti semplici, come vestirsi o nutrirsi, può essere fonte di frustrazione, soprattutto quando si tratta di riscoprire come eseguire queste azioni un tempo familiari.

8. Timori di recidiva o deterioramento :
Per alcune patologie, la paura di una ricaduta o di un peggioramento della condizione può perseguitare il paziente.
Di fronte a queste sfide emotive e psicologiche, è essenziale offrire un adeguato supporto psicologico durante il processo di riabilitazione. Questo può assumere la forma di sessioni di psicoterapia, gruppi di sostegno, laboratori di arte o musicoterapia o lavoro sociale.

Ogni paziente è unico, così come il suo percorso di riabilitazione. Capire e rispondere a queste sfide emotive e psicologiche è una parte essenziale per garantire una riabilitazione completa e olistica.

Come mantenere l'equilibrio tra empatia e professionalità.

Nel mondo medico, e in particolare nel contesto della riabilitazione e delle cure successive, mantenere un equilibrio tra empatia e professionalità è una sfida importante per gli infermieri e gli altri professionisti della sanità. Ogni paziente è un individuo con la propria storia, il proprio dolore e le proprie speranze. Connettersi con loro emotivamente può migliorare l'assistenza, ma è anche fondamentale mantenere una certa distanza per garantire la qualità dell'assistenza e proteggere la salute mentale di chi assiste.

1. Riconoscere il valore dell'empatia :
L'empatia, la capacità di comprendere e sentire ciò che gli altri stanno vivendo, è fondamentale per la relazione tra curante e paziente. Favorisce la fiducia, facilita la comunicazione e migliora l'aderenza al trattamento.

2. Stabilire limiti chiari:
Sebbene sia essenziale mostrare empatia, gli operatori sanitari devono anche stabilire dei limiti chiari per proteggere la propria salute mentale. Ciò potrebbe significare non dare il proprio numero di telefono personale, non accettare amicizie sui social network o non farsi coinvolgere negli affari personali del paziente.

3. Non giudichi:
Un professionista deve trattare ogni paziente con rispetto, indipendentemente dal suo background, dalle sue convinzioni o dal suo comportamento. Evitare il giudizio favorisce una relazione autentica ed empatica.

4. Formazione sulla comunicazione terapeutica :
Tecniche specifiche, come l'ascolto attivo e la riformulazione, le consentono di mostrare empatia pur rimanendo professionale. Queste tecniche possono essere sviluppate attraverso corsi di formazione specifici.

5. Sapere come scollegare :

Dopo una giornata di lavoro, soprattutto se è stata carica di emozioni, è fondamentale trovare il modo di staccare la spina. Questo può comportare attività rilassanti, sport, meditazione o semplicemente trascorrere del tempo con i propri cari.

6. Usare la supervisione o il debriefing:

Una supervisione regolare o un debriefing con i colleghi o i supervisori possono aiutarla a gestire le emozioni che prova sul lavoro. È un'opportunità per esprimere i suoi sentimenti, ricevere consigli e riflettere sulla sua pratica.

7. Ricordare il ruolo dell'assistente:

Il ruolo primario del caregiver è quello di fornire un'assistenza medica di qualità. Sebbene l'empatia sia essenziale per comprendere le esigenze emotive del paziente, è altrettanto fondamentale non lasciare che queste emozioni sovrastino il ruolo primario.

8. Proteggersi:

Gli operatori sanitari sono anche vulnerabili al burnout, alla depressione e ad altri problemi di salute mentale. Essere consapevoli delle proprie esigenze e mettere in atto strategie di prevenzione sono essenziali per mantenere l'equilibrio tra empatia e professionalità.

Infine, essere un assistente empatico e professionale richiede un lavoro costante su se stessi, una riflessione sulla propria pratica e l'implementazione di strategie per proteggere la propria salute mentale, offrendo al contempo un'assistenza di qualità.

Capitolo 6

LAVORARE COME PARTE DI UN TEAM DI RIABILITAZIONE

L'importanza della comunicazione tra gli operatori sanitari.

La comunicazione tra gli operatori sanitari è uno dei pilastri del sistema sanitario. Assicura che i pazienti ricevano la migliore assistenza possibile, favorisce una migliore comprensione dei problemi medici e riduce il rischio di errori o fraintendimenti. Vediamo perché questa comunicazione è così fondamentale.

Armonizzazione delle cure:
La cura di un paziente richiede spesso il coinvolgimento di diversi professionisti della salute: medici, infermieri, assistenti, fisioterapisti, psicologi, ecc. Una comunicazione fluida aiuta ad armonizzare l'assistenza, a garantire la continuità delle cure e ad evitare azioni contraddittorie o ridondanti.

Ridurre gli errori medici:
La scarsa comunicazione è una delle cause principali degli errori medici. Comunicando regolarmente e in modo chiaro, i professionisti possono tenersi reciprocamente informati sulle terapie in corso, sulle allergie, sulla storia medica o su qualsiasi altro elemento cruciale per la sicurezza del paziente.

Facilitare la trasmissione di informazioni:
Passaggio di consegne, trasmissioni scritte, riunioni multidisciplinari... sono tutti momenti chiave in cui la comunicazione gioca un ruolo fondamentale. Le informazioni mancanti o mal interpretate possono avere un impatto notevole sulla qualità dell'assistenza.

Ottimizzazione del tempo :
Una comunicazione efficace evita duplicazioni, esami inutili e azioni contraddittorie. Permette di organizzare meglio l'assistenza, ottimizzando il tempo di tutti.

Migliorare il benessere sul lavoro :
Una buona comunicazione rafforza la coesione del team, riduce la tensione e previene i conflitti. Lavorare in un

ambiente in cui si sente ascoltato e in cui le informazioni fluiscono liberamente contribuisce a migliorare il benessere sul lavoro.

Adattarsi agli sviluppi medici:
La medicina è in continua evoluzione. I protocolli cambiano, compaiono nuovi trattamenti e le raccomandazioni vengono regolarmente aggiornate. Una comunicazione efficace consente di diffondere rapidamente queste nuove informazioni, assicurando che le conoscenze di tutti siano aggiornate.

Comprendere le questioni psicosociali:
Un paziente non è solo una diagnosi o un elenco di sintomi. Arriva con la sua storia, le sue preoccupazioni e le sue paure. Comunicando tra loro, i professionisti possono comprendere meglio questi aspetti psicosociali, che sono essenziali per un'assistenza completa.

Facilitare l'assistenza multidisciplinare:
Molti pazienti richiedono un'assistenza multidisciplinare. La comunicazione tra i vari professionisti consente di coordinare questa assistenza, di armonizzare gli obiettivi e di garantire la continuità del follow-up.

La comunicazione tra gli operatori sanitari è essenziale per garantire la sicurezza, l'efficienza e la qualità delle cure. Tuttavia, per essere pienamente efficace, richiede competenze, formazione adeguata e strumenti idonei.

Collaborare con medici, fisioterapisti e terapisti occupazionali e altri membri del team.

La collaborazione tra i vari membri del team medico è essenziale per garantire un'assistenza completa e coordinata al paziente. Ogni professionista apporta una competenza unica e complementare, creando una sinergia che va a beneficio del paziente. Vediamo come funziona questa collaborazione tra infermieri, medici, fisioterapisti, terapisti occupazionali e altri membri del team.

1. Con i medici :
Gli infermieri lavorano a stretto contatto con i medici. Spesso sono i primi a osservare i cambiamenti nelle condizioni del paziente e possono quindi fornire informazioni preziose al medico. Insieme, discutono i piani di trattamento, i farmaci e le esigenze specifiche del paziente. L'infermiera esegue anche le prescrizioni del medico, fungendo da collegamento tra il paziente e il medico.

2. Con i fisioterapisti:
Il ruolo del fisioterapista è quello di lavorare sulla mobilità e sulla funzionalità del paziente. L'infermiere e il fisioterapista spesso collaborano per identificare le esigenze di mobilizzazione, le potenziali controindicazioni a determinati movimenti e il modo migliore per sostenere la riabilitazione del paziente.

3. Con i terapisti occupazionali:
Il terapista occupazionale si concentra sulle attività quotidiane e sulla capacità del paziente di funzionare in modo indipendente. L'infermiere può collaborare con il terapista occupazionale per condividere le osservazioni sulle capacità del paziente, aiutare ad adattare l'ambiente del paziente per facilitare l'indipendenza e sostenere gli interventi del terapista occupazionale.

4. Con altri membri del team:
Oltre a questi professionisti, il team può includere anche psicologi, dietologi e assistenti sociali, tra gli altri. Gli infermieri svolgono un ruolo centrale in questo team, in quanto sono spesso in contatto diretto e continuo con il paziente. Possono fornire informazioni essenziali a tutti i membri del team e aiutare a coordinare l'assistenza.

5. Comunicazione :

La chiave di questa collaborazione è una comunicazione aperta e regolare. Questa può assumere la forma di riunioni d'équipe, note mediche, trasmissioni orali o qualsiasi altro mezzo per condividere le informazioni essenziali.

6. Formazione continua :

La formazione continua consente ai professionisti di comprendere i rispettivi ruoli e responsabilità. Può anche aiutare a sviluppare le competenze interprofessionali, favorendo una migliore collaborazione.

7. Rispetto reciproco :

Ogni professionista apporta un'esperienza unica al tavolo. Riconoscere e valorizzare questa competenza favorisce una collaborazione sana e produttiva. Il rispetto reciproco è la base di un team efficace.

8. Obiettivi comuni :

Sebbene ogni professionista abbia le proprie aree di competenza, l'obiettivo finale è sempre la salute e il benessere del paziente. Tenere presente questo obiettivo aiuta a superare eventuali disaccordi o incomprensioni.

La collaborazione tra i diversi membri dell'équipe medica è essenziale per fornire un'assistenza completa e coordinata. Ciò richiede comunicazione, rispetto reciproco e impegno verso obiettivi comuni.

Tecniche di coordinamento e la pianificazione dell'assistenza.

Il coordinamento e la pianificazione dell'assistenza sono fondamentali per garantire che i pazienti ricevano un'assistenza completa ed efficace. Consentono di armonizzare gli interventi di ciascun professionista, di rispondere in modo appropriato alle esigenze del paziente e di ottimizzare le risorse disponibili. Questo approccio richiede sia competenze cliniche che capacità di gestione.

1. Valutazione iniziale :

Prima di qualsiasi pianificazione, è essenziale effettuare una valutazione completa del paziente. Questa deve includere gli aspetti medici, psicosociali e funzionali. Questa valutazione consentirà di identificare le esigenze prioritarie e gli obiettivi di cura.

2. Stesura di un piano di assistenza:

Sulla base della valutazione, viene redatto un piano di assistenza. Questo descrive gli interventi da effettuare, i professionisti coinvolti, gli obiettivi da raggiungere e il calendario di attuazione. Questo piano deve essere flessibile per adattarsi ai cambiamenti delle condizioni del paziente.

3. Comunicazione :

Il coordinamento richiede una comunicazione fluida tra i vari attori coinvolti. Riunioni multidisciplinari, comunicazioni scritte e orali e strumenti digitali sono tutti modi per garantire una buona comunicazione.

4. Monitoraggio e rivalutazione :

La situazione del paziente deve essere rivalutata regolarmente per adattare il piano di assistenza di conseguenza. Queste rivalutazioni possono essere programmate o effettuate in base ai cambiamenti osservati.

5. Coinvolgere i pazienti e le loro famiglie:

Il coordinamento delle cure è ancora più efficace quando i pazienti e le loro famiglie sono coinvolti. Possono fornire informazioni essenziali, partecipare al processo decisionale e contribuire all'attuazione del piano di assistenza.

6. Utilizzo di strumenti di coordinamento:

Esiste una serie di strumenti che possono facilitare il coordinamento, come cartelle cliniche condivise, software di programmazione, applicazioni di monitoraggio e così via. Questi strumenti centralizzano le informazioni, facilitano la comunicazione e garantiscono un monitoraggio rigoroso.

7. Formazione continua :

Le tecniche di coordinamento si evolvono nel tempo, così come le esigenze dei pazienti e le risorse disponibili. Una formazione regolare è quindi essenziale per tenersi aggiornati e ottimizzare le sue pratiche.

8. Considerazione delle risorse disponibili:

La pianificazione deve essere adattata alle risorse disponibili (personale, attrezzature, tempo). Questo a volte significa dare priorità a determinate azioni o cercare soluzioni alternative.

9. Collaborazione con strutture esterne:

In alcuni casi, il paziente può richiedere un'assistenza esterna (ospedalizzazione a domicilio, servizi sociali, ecc.). Il coordinamento con queste strutture è essenziale per garantire la continuità delle cure.

10. Documentazione :

Tutti gli interventi, le valutazioni e le decisioni devono essere rigorosamente documentati. Questo garantisce la tracciabilità dell'assistenza, facilita la comunicazione e aiuta a garantire la qualità e la sicurezza degli interventi.

Il coordinamento e la pianificazione dell'assistenza sono processi dinamici, incentrati sul paziente, che richiedono una stretta collaborazione tra i vari professionisti e un costante adattamento alle esigenze e alle risorse disponibili.

Capitolo 7

STRUMENTI TECNOLOGICI NELLA RIABILITAZIONE

Sviluppi tecnologici
e il suo impatto sulla riabilitazione.

Gli sviluppi tecnologici hanno profondamente modificato il panorama delle cure post-acute e di riabilitazione. Questi progressi hanno introdotto nuovi metodi, strumenti e approcci al trattamento e alla gestione dei pazienti, migliorando l'efficacia dell'assistenza e cambiando il modo di lavorare dei professionisti. Affrontiamo questo impatto in modo fluido e coerente.

La rivoluzione digitale ha portato una trasformazione senza precedenti nel settore medico. Nel contesto della Riabilitazione, vale la pena sottolineare alcuni elementi chiave di questa evoluzione tecnologica.

1. Telemedicina :
La telemedicina ha aperto le porte alla consultazione a distanza, consentendo ai pazienti di beneficiare di competenze mediche senza dover viaggiare. Per i fisioterapisti, questo significa un migliore accesso agli specialisti, un più facile follow-up post-ospedaliero e una migliore continuità dell'assistenza, in particolare per i pazienti lontani o con mobilità ridotta.

2. Robotica e dispositivi di assistenza:
Le innovazioni robotiche hanno portato all'introduzione di esoscheletri, robot di mobilizzazione e altri dispositivi di assistenza. Questi strumenti, utilizzati nella riabilitazione, supportano e rafforzano i movimenti dei pazienti, accelerando il loro recupero e ottimizzando la loro riabilitazione.

3. Realtà virtuale e aumentata :
La realtà virtuale e aumentata offrono ambienti stimolanti e controllati per la riabilitazione. I pazienti possono, ad esempio, esercitarsi a camminare o ad afferrare in scenari virtuali adattati alle loro esigenze, beneficiando di un feedback in tempo reale.

4. Sistemi informativi medici :
Le cartelle cliniche elettroniche e le piattaforme digitali di gestione dei pazienti hanno portato a una migliore tracciabilità, a un maggiore accesso alle informazioni e a un maggiore coordinamento tra i professionisti. Questi sistemi contribuiscono a un'assistenza più personalizzata e meglio informata.

5. Dispositivi di monitoraggio remoto:
Grazie ai dispositivi connessi, oggi è possibile monitorare in tempo reale alcuni parametri di salute del paziente, come la frequenza cardiaca, la pressione sanguigna e i livelli di attività. Ciò consente di adattare l'assistenza e gli interventi in base alle esigenze reali e di anticipare alcune complicazioni.

6. Formazione e simulazione:
Le nuove tecnologie offrono anche opportunità di formazione. I simulatori medici, ad esempio, consentono ai professionisti di allenarsi e perfezionare le loro abilità in condizioni vicine a quelle reali, ma senza alcun rischio per il paziente.

'Limpatto di questi sviluppi tecnologici sulla riabilitazione è innegabile. Offrono l'opportunità di migliorare la qualità dell'assistenza, ottimizzare la riabilitazione e semplificare la vita dei professionisti. Tuttavia, sollevano anche delle sfide, soprattutto in termini di adattamento, formazione ed etica. È essenziale che queste innovazioni siano integrate in modo ponderato, mettendo sempre il paziente al centro del processo.

Elettrodomestici e utensili moderni centri di riabilitazione.

Il mondo della riabilitazione ha subito una notevole evoluzione grazie all'introduzione di attrezzature e strumenti moderni. Queste innovazioni sono state progettate per facilitare il recupero, migliorare le capacità funzionali e supportare gli operatori sanitari nella loro missione. Diamo un'occhiata più da vicino ad alcuni di questi dispositivi e strumenti, che oggi sono essenziali nei reparti di Continuità Assistenziale e Riabilitazione.

1. Esoscheletri :
Queste strutture robotiche vengono indossate sul corpo per assistere o amplificare il movimento. Sono particolarmente utili per rieducare i pazienti con debolezza muscolare o problemi di mobilità.

2. Piattaforme di realtà virtuale:
I programmi di realtà virtuale vengono utilizzati per immergere i pazienti in un ambiente stimolante, dove possono praticare esercizi di riabilitazione specifici, ricevendo un feedback in tempo reale sulle loro prestazioni.

3. Tapis roulant con supporto del peso corporeo :
Questi tapis roulant, dotati di un'imbracatura, consentono ai pazienti di camminare senza sostenere tutto il loro peso, facilitando la riabilitazione dopo alcune lesioni o interventi chirurgici.

4. Dispositivi di biofeedback :
Questi strumenti forniscono un feedback visivo o audio sull'attività muscolare o su altre funzioni corporee, aiutando i pazienti a comprendere e controllare meglio il proprio corpo durante la riabilitazione.

5. Terapia laser :
Utilizzata per trattare il dolore e l'infiammazione e per accelerare la guarigione dei tessuti, la terapia laser è una procedura non invasiva che spesso integra altri metodi di riabilitazione.

6. Tavoli e attrezzature di trazione :
Questi dispositivi sono progettati per allungare alcune parti del corpo, in particolare la colonna vertebrale, per ridurre il dolore e migliorare la mobilità.

7. Apparecchiature per elettroterapia :
Utilizzando impulsi elettrici per stimolare i muscoli o alleviare il dolore, questi dispositivi sono comunemente usati per trattare vari disturbi muscolari e nervosi.

8. Robot per la riabilitazione degli arti :
Questi robot assistono o guidano i movimenti degli arti superiori o inferiori, fornendo una riabilitazione mirata e personalizzata.

9. Palle e rulli terapeutici :
Sebbene semplici, questi strumenti sono essenziali per la fisioterapia, in quanto aiutano a migliorare la flessibilità, la forza e la coordinazione.

10. Applicazioni mobili e indossabili:
Orologi connessi, sensori e applicazioni dedicate possono tracciare l'attività fisica, la postura, il sonno e altri parametri, fornendo informazioni preziose per il processo di riabilitazione.

Questi dispositivi e strumenti moderni, combinati con approcci terapeutici collaudati, consentono di offrire un'assistenza più personalizzata, efficace e coinvolgente ai pazienti in riabilitazione. Poiché la tecnologia continua ad evolversi, è essenziale che i professionisti si tengano aggiornati sulle ultime innovazioni e sul loro potenziale, al fine di massimizzare i benefici per i loro pazienti.

Formazione continua
e orologio tecnologico per Infermiera.

Il mondo dell'assistenza sanitaria è in costante evoluzione. I progressi tecnologici, le nuove ricerche mediche e i cambiamenti sociali stanno trasformando il modo in cui viene erogata l'assistenza. Di fronte a questa dinamica, gli infermieri dell'Assistenza Continua e Riabilitativa (Rieducazione) devono seguire una formazione continua e adottare una postura attenta alla tecnologia per rimanere

all'avanguardia nella loro professione. Analizziamo questo argomento in dettaglio.
Formazione continua :

La formazione continua è la pietra miliare dello sviluppo professionale di ogni infermiera. Assicura non solo l'aggiornamento delle conoscenze, ma anche l'acquisizione di nuove competenze per soddisfare le attuali esigenze della professione.

- **Formazione specializzata:** a seconda delle esigenze del reparto di Riabilitazione o delle aspirazioni professionali, gli infermieri possono scegliere corsi di formazione specifici, ad esempio nella gestione del dolore, nelle cure palliative o nella gestione di particolari patologie.
- **Workshop pratici:** questi workshop, spesso organizzati da istituzioni mediche o aziende specializzate, offrono l'opportunità di imparare e padroneggiare l'uso di nuove attrezzature o tecniche.
- **Seminari e conferenze:** offrono l'opportunità di aggiornarsi sulle tendenze attuali, di ascoltare gli esperti del settore e di condividere le esperienze con altri professionisti.
- **Formazione sulle soft skills:** queste competenze, come la comunicazione, la gestione dello stress e la leadership, sono essenziali per gli infermieri che lavorano in team e con una varietà di pazienti.

Orologio tecnologico :
Il technology watch è l'arte di monitorare, analizzare e sfruttare le innovazioni tecnologiche che potrebbero avere un impatto sul settore sanitario.

- **Abbonamento a riviste professionali:** queste riviste sono spesso le prime a presentare articoli su nuove tecnologie, metodi o studi nel campo dell'Infermiera.

- **Partecipazione a fiere e mostre mediche:** questi eventi presentano le ultime innovazioni, permettendo agli infermieri di vedere, toccare e talvolta provare nuovi strumenti.
- **Reti professionali:** iscriversi alle associazioni professionali o ai gruppi sui social media le permette di discutere le ultime tendenze con i suoi colleghi e di ricevere raccomandazioni.
- **Formazione online:** molte piattaforme offrono corsi sugli ultimi progressi tecnologici nel settore sanitario, a cui si può accedere in qualsiasi momento.
- **Partnership con i fornitori:** alcuni fornitori offrono corsi di formazione per sostenere l'adozione di nuove tecnologie negli istituti di cura.

Per gli infermieri della Riabilitazione è fondamentale adottare un approccio proattivo alla formazione continua e al monitoraggio della tecnologia. Questo impegno non solo garantisce un'assistenza ottimale al paziente, ma rafforza anche la posizione professionale dell'infermiere in un ambiente medico in continua evoluzione.

Capitolo 8

ASPETTI ETICI E LEGALI

I diritti dei pazienti nella riabilitazione.

In una struttura di assistenza continua e riabilitazione, come in qualsiasi altro ambiente medico, i diritti dei pazienti sono fondamentali. Essi assicurano che ogni persona sia trattata con dignità e rispetto e che riceva un'assistenza adeguata alla sua condizione. Diamo un'occhiata più da vicino a questi diritti fondamentali nel contesto della riabilitazione.

1. Diritto all'informazione:
Ogni paziente ha il diritto di essere informato sulla propria condizione, sul trattamento offerto, sui benefici, sui rischi e sulle alternative. Queste informazioni, fornite in modo chiaro e appropriato, consentono ai pazienti di partecipare attivamente alle decisioni sul loro trattamento.

2. Consenso libero e informato:
Nessuna procedura medica può essere eseguita senza il consenso del paziente. Il consenso deve essere libero, informato e dato esplicitamente, tranne in caso di emergenza, quando il paziente non è in grado di esprimere la propria volontà.

3. Privacy e riservatezza :
Tutte le informazioni relative al paziente devono rimanere riservate. Il personale della riabilitazione deve rispettare questa riservatezza, così come il diritto del paziente alla privacy durante il trattamento.

4. Qualità delle cure e sicurezza:
Ogni paziente in riabilitazione ha il diritto di ricevere un'assistenza di qualità in un ambiente sicuro. Ciò include il rispetto dei protocolli medici, l'uso di attrezzature adeguate e la garanzia di un ambiente pulito e sicuro.

5. Diritto di rifiutare o ritirare il trattamento:
I pazienti possono rifiutare il trattamento o chiederne l'interruzione in qualsiasi momento, anche se ciò può avere conseguenze per la loro salute. Devono essere informati delle ripercussioni di tale decisione.

6. Accesso alle cartelle cliniche:
Tutti i pazienti hanno il diritto di accedere alla propria cartella clinica. Ciò consente loro di comprendere il proprio percorso di cura, di consultare i referti medici e di svolgere un ruolo attivo nella propria assistenza.

7. Il diritto al sollievo dal dolore :
Riconoscere e trattare il dolore è fondamentale. I pazienti hanno il diritto che il loro dolore venga valutato, preso in considerazione e trattato in modo appropriato.

8. Il diritto di essere accompagnato e sostenuto:
Nella Riabilitazione, data la natura prolungata e complessa dell'assistenza fornita, il supporto di familiari e amici è essenziale. I pazienti hanno quindi il diritto di essere accompagnati dai loro cari, nel rispetto dell'organizzazione delle cure.

9. Espressione di reclami e richieste di risarcimento:
Se i pazienti ritengono che i loro diritti non siano stati rispettati o che non siano soddisfatti dell'assistenza ricevuta, hanno il diritto di esprimere i loro reclami e le loro richieste alla struttura, che ha l'obbligo di occuparsene.

10. Rispetto per la fine della vita:
In caso di malattia grave, progressiva e incurabile, ogni paziente ha diritti specifici relativi alla fine della vita, in particolare per quanto riguarda le direttive anticipate e la sedazione profonda.

La consapevolezza e il rispetto di questi diritti da parte di tutti i soggetti coinvolti, compresi gli infermieri, sono essenziali per garantire un'assistenza umana, etica e di alta qualità nella Riabilitazione. È dovere di ogni professionista essere informato e fare in modo che questi diritti siano sempre presenti nella sua pratica quotidiana.

Considerazioni etiche
sulla riabilitazione e la fine della vita.

La riabilitazione, come la fine della vita, si riferisce a periodi delicati dell'esistenza umana, quando gli individui si trovano di fronte a sfide, scelte e domande profonde. La missione dell'assistenza riabilitativa è quella di sostenere i pazienti in questi momenti cruciali, ma essi generano anche importanti riflessioni etiche.

Riabilitazione: tra speranza e realtà
- **Libertà di scelta vs. benessere ottimale:** come possiamo bilanciare i desideri del paziente (che potrebbe voler abbandonare la riabilitazione) con la necessità medica di continuare la riabilitazione per garantire il benessere a lungo termine?
- **Dignità e autonomia:** ogni paziente desidera recuperare la propria autonomia, ma fino a che punto la riabilitazione deve spingersi per preservare questa dignità?
- **Tecnologia e umanità:** mentre la tecnologia offre sempre più possibilità di riabilitazione, come possiamo garantire che la dimensione umana rimanga al centro del processo?

La fine della vita: una grande sfida etica
- **Qualità della vita vs. prolungamento della vita:** quando la medicina può prolungare la vita, ma non necessariamente la sua qualità, quale decisione si deve prendere? E chi dovrebbe prenderla: il paziente, la famiglia, gli assistenti?
- **Direttive anticipate: sono** concepite per rispettare i desideri dei pazienti in merito alla fine della loro vita. Tuttavia, come devono essere interpretate quando sembrano contrarie a ciò che è possibile o ottimale dal punto di vista medico?

- **Supporto emotivo:** come può fornire un adeguato supporto emotivo ai pazienti e alle loro famiglie, preservando al contempo la sua salute mentale come professionista sanitario?
- **Decidere di interrompere il trattamento:** Quando è etico decidere di interrompere il trattamento? Che ruolo ha l'opinione del paziente, della famiglia e dei medici?

Al centro di queste considerazioni etiche ci sono valori universali come la dignità, il rispetto, l'autonomia e la benevolenza. A causa dell'assistenza, della riabilitazione e del supporto che forniscono, i professionisti della riabilitazione si confrontano quotidianamente con questi dilemmi. È essenziale che gli operatori sanitari dedichino del tempo alla riflessione, alla formazione e allo scambio per affrontare queste sfide etiche con saggezza, compassione e integrità. La chiave sta nell'ascoltare con attenzione e rispetto il paziente e nel comunicare in modo trasparente con tutte le persone coinvolte.

Importanza della documentazione e la riservatezza.

La documentazione e la riservatezza sono due pilastri essenziali nel campo medico e, più in particolare, nel settore della Continuità Assistenziale e della Riabilitazione (Riabilitazione). Costituiscono la base su cui si costruisce il rapporto di fiducia tra il paziente e l'équipe medica. Approfondiamo questa dualità.

Documentazione: al centro dell'assistenza
- **Tracciabilità dell'assistenza: la** documentazione assicura la tracciabilità completa di tutte le cure e gli interventi effettuati. Questo assicura la continuità dell'assistenza, soprattutto in un ambiente

multidisciplinare come la riabilitazione, dove sono coinvolti diversi professionisti.

- **Comunicazione tra professionisti:** una documentazione rigorosa facilita la condivisione di informazioni tra i diversi membri del team di cura. Fornisce una panoramica della situazione del paziente, garantendo un'assistenza armonizzata.
- **Monitoraggio e valutazione:** la documentazione viene utilizzata per valutare i progressi del paziente, adeguare i piani di cura di conseguenza e misurare l'efficacia degli interventi.
- **Responsabilità legale: in caso di** controversia, la documentazione serve come prova dell'assistenza fornita e delle decisioni prese.

Riservatezza: una promessa di integrità
- **Rispetto dei diritti dei pazienti:** ogni paziente ha il diritto alla privacy. La riservatezza garantisce che le informazioni personali e mediche non vengano divulgate senza il consenso del paziente.
- **Creare uno spazio di fiducia:** sapere che le loro informazioni sono trattate in modo confidenziale incoraggia i pazienti ad essere più aperti e onesti sulle loro condizioni, rendendo più facile l'assistenza.
- **Etica professionale:** la riservatezza è al centro dell'etica medica. Definisce la Riabilitazione come un ambiente sicuro in cui il rispetto per il paziente è fondamentale.
- **Protezione contro gli abusi:** nella nostra era digitale, la riservatezza fornisce anche una protezione contro potenziali abusi, come il furto di identità o lo sfruttamento dei dati per scopi non autorizzati.

Documentazione e riservatezza sono quindi intimamente legate. Una documentazione accurata e completa è inutile se non viene trattata con la massima riservatezza. E viceversa, il rispetto della riservatezza è compromesso se la documentazione non viene mantenuta in modo rigoroso. Gli operatori sanitari, e gli infermieri in particolare, hanno un ruolo importante nel garantire che questi due elementi siano sempre rispettati, garantendo così un'assistenza ottimale ed etica ai pazienti.

Capitolo 9

CARATTERISTICHE SPECIALI POPOLAZIONI IN RIABILITAZIONE

Bambini in riabilitazione: particolarità e sfide.

I bambini in follow-up e in riabilitazione sono un gruppo speciale, con esigenze e sfide specifiche. I centri di riabilitazione pediatrica, sia che si dedichino esclusivamente ai bambini, sia che li accolgano come parte di una struttura più ampia, devono affrontare una serie di particolarità e di sfide specifiche per questa popolazione.

Le particolarità dei bambini nella Riabilitazione
- **Fisiologia in evoluzione:** il corpo dei bambini è in costante crescita e sviluppo. Ciò significa che la loro riabilitazione deve tenere conto di questi cambiamenti fisiologici, per essere efficace.
- **Patologie specifiche:** alcuni disturbi o malattie sono unici per la pediatria e quindi richiedono competenze specifiche per garantire un trattamento adeguato.
- **Impatto psicologico:** i bambini sono ancora in fase di sviluppo cognitivo ed emotivo. Un trauma o una malattia possono avere un impatto profondo sul loro benessere psicologico, sulla loro immagine di sé e sul loro rapporto con il mondo.
- **Il ruolo della famiglia:** per i bambini, la famiglia gioca un ruolo chiave nel processo di riabilitazione. Il loro coinvolgimento, il loro sostegno e la loro formazione sono essenziali.

Sfide specifiche della riabilitazione pediatrica
- **Comunicazione appropriata:** deve essere in grado di comunicare con i bambini al loro livello, utilizzando un linguaggio chiaro e rassicurante. L'educazione terapeutica deve essere adattata alla loro età e comprensione.
- **Partecipazione attiva del bambino:** coinvolgere il bambino nel processo di riabilitazione è una sfida, ma è anche la chiave del suo successo. I giochi

terapeutici e la giocosità delle cure possono contribuire a rendere questo processo più attraente.

- **Sostegno emotivo:** i bambini potrebbero non comprendere appieno ciò che sta accadendo loro, o potrebbero essere spaventati. Fornire un supporto emotivo adeguato, a volte tramite professionisti come gli psicologi specializzati, è fondamentale.
- **Coordinamento con il sistema educativo:** oltre all'assistenza, spesso è necessario coordinare la riabilitazione con la scolarizzazione del bambino, sia per mantenere gli standard accademici che per prepararsi a un ritorno a scuola.
- **Formazione dei genitori:** I genitori o i tutori spesso hanno bisogno di essere formati per prendere parte attiva alla cura del loro bambino, in particolare nella Riabilitazione, dove la riabilitazione spesso continua a casa.

L'approccio alla riabilitazione pediatrica deve quindi essere completo, tenendo conto di tutte le esigenze specifiche del bambino, sia fisiche che psicologiche. Richiede una stretta collaborazione tra i vari professionisti della salute, il bambino stesso e la sua famiglia, per garantire un'assistenza ottimale e favorire il ritorno a una vita normale.

Riabilitazione geriatrica : soddisfare le esigenze anziani.

L'assistenza geriatrica di follow-up e riabilitazione si concentra sulla cura degli anziani, una popolazione con esigenze e problematiche specifiche. Le sfide della geriatria sono numerose e richiedono un approccio olistico e personalizzato.

Particolarità dei pazienti anziani nella riabilitazione

- **Polipatologia: le** persone anziane spesso presentano diverse patologie simultanee, che richiedono un'assistenza medica complessa e un'attenta coordinazione tra vari specialisti.
- **Vulnerabilità fisica:** con l'età, il corpo perde la sua robustezza. Le ossa sono più fragili, la pelle più sottile e il sistema immunitario è spesso indebolito, rendendo la riabilitazione più delicata.
- **Aspetti cognitivi: I** disturbi cognitivi, come la demenza o la malattia di Alzheimer, possono essere comuni e richiedono un approccio specifico durante la riabilitazione.
- **Psicosociale: la** solitudine, la depressione o il senso di dipendenza possono influire sullo stato d'animo e sulla motivazione del paziente, influenzando così il processo di riabilitazione.

Sfide e risposte nella riabilitazione geriatrica

- **Assistenza personalizzata:** ogni senior è unico. L'assistenza deve essere adattata non solo alla patologia dell'individuo, ma anche alla sua storia di vita, alle sue abitudini e ai suoi desideri.
- **Interdisciplinarietà:** l'approccio deve essere multidisciplinare, coinvolgendo medici, infermieri, fisioterapisti, terapisti occupazionali, psicologi e altri specialisti per soddisfare le diverse esigenze del paziente.
- **L'ambiente:** creare un ambiente sicuro, rassicurante e stimolante è essenziale. L'adattamento dell'ambiente fisico e la presenza di personale formato in geriatria sono elementi chiave.
- **Partecipazione attiva del paziente:** nonostante l'età, i cittadini anziani devono svolgere un ruolo attivo nella loro riabilitazione. Questo può significare superare la riluttanza, la paura o il pregiudizio.

- **Supporto familiare: la** famiglia e gli amici svolgono un ruolo importante nel processo di riabilitazione. Possono essere una fonte di supporto emotivo, ma devono anche essere formati per sostenere il paziente giorno per giorno.
- **Transizione a casa: il** ritorno a casa è spesso l'obiettivo della riabilitazione geriatrica. L'obiettivo è preparare questo ritorno, adattare la casa se necessario e garantire che il paziente e la sua famiglia abbiano gli strumenti e le competenze necessarie.

I servizi di riabilitazione geriatrica sono quindi una risposta adeguata alle esigenze complesse degli anziani. Offrono un'assistenza completa e centrata sulla persona, con l'obiettivo di migliorare la qualità della vita, mantenere o ripristinare l'indipendenza e prevenire le complicazioni legate all'età. In questo contesto, la dimensione umana dell'assistenza, dell'ascolto e della cura sono essenziali se vogliamo rispondere efficacemente alle sfide della geriatria moderna.

Riabilitazione dei pazienti malattie neurodegenerative o un trauma.

La riabilitazione dei pazienti affetti da malattie neurodegenerative o da traumi è una sfida medica e umana importante. L'obiettivo è ripristinare, mantenere o ottimizzare il livello di autonomia e la qualità di vita di questi pazienti, nonostante le gravi conseguenze fisiche e cognitive associate alla loro condizione.

Le malattie neurodegenerative: una battaglia contro il tempo
Le malattie neurodegenerative, come l'Alzheimer, il Parkinson e la sclerosi multipla, sono caratterizzate dal progressivo deterioramento dei neuroni. Influenzano la

mobilità, la capacità cognitiva, il linguaggio e molte altre funzioni vitali.

- **Riabilitazione motoria:** esercizi specifici, spesso eseguiti da fisioterapisti, mirano a rallentare la progressione dei disturbi motori, a migliorare l'equilibrio e a ridurre il rischio di cadute.
- **Stimolazione cognitiva:** i laboratori di stimolazione cognitiva, gestiti in collaborazione con i neuropsicologi, mirano a preservare le capacità mentali del paziente il più a lungo possibile.
- **Supporto psicologico:** di fronte alla perdita progressiva delle proprie capacità, molti pazienti si sentono ansiosi, depressi o frustrati. Il supporto psicologico è spesso necessario.

Trauma cerebrale: la sfida della ricostruzione

Il trauma, sia esso causato da un ictus, da un trauma cranico o da un tumore, può provocare una serie di conseguenze.

- **Terapia intensiva:** subito dopo un trauma, la terapia intensiva è spesso necessaria per stabilizzare le condizioni del paziente e prevenire possibili complicazioni.
- **Riabilitazione motoria:** a seconda dell'area cerebrale colpita, i pazienti possono avere bisogno di una riabilitazione per recuperare le loro capacità motorie.
- **Riabilitazione delle funzioni cognitive:** il trauma cerebrale può avere un impatto sulla memoria, sull'attenzione, sul linguaggio, ecc. Vengono messe in atto terapie specifiche per aiutare i pazienti a recuperare o compensare queste funzioni.
- **Supporto emotivo:** le conseguenze psicologiche di una lesione cerebrale sono profonde. I pazienti spesso devono abbandonare alcune abilità e reimparare a convivere con le loro nuove limitazioni.

In entrambi i casi, l'assistenza di follow-up e riabilitazione è fondamentale. Offre un approccio olistico e personalizzato, adattato alle esigenze specifiche di ogni paziente. La collaborazione tra diversi professionisti sanitari (medici, infermieri, fisioterapisti, terapisti occupazionali, neuropsicologi, ecc.) è essenziale per fornire un'assistenza completa. La riabilitazione è un percorso complesso, fatto di progressi, plateau e talvolta regressioni, ma con l'obiettivo costante del benessere e dell'autonomia del paziente.

Capitolo 10

PREVENZIONE E L'EDUCAZIONE TERAPEUTICA

L'importanza di prevenire le complicazioni.

La prevenzione delle complicanze nelle cure riabilitative è di fondamentale importanza. In questo contesto riabilitativo, i pazienti sono spesso in una fase di convalescenza o in una situazione vulnerabile a causa di una malattia cronica o di un evento traumatico. Il verificarsi di complicazioni può compromettere seriamente il processo di recupero, allungando la durata della degenza, riducendo la qualità della vita e, in alcuni casi, minacciando la prognosi.

La prevenzione si concentra su diverse aree chiave:

1. Monitoraggio continuo :
Le équipe mediche e assistenziali effettuano un monitoraggio rigoroso per individuare rapidamente eventuali segni di deterioramento delle condizioni del paziente. Questo può comportare visite di controllo regolari, il rilevamento dei segni vitali ed esami appropriati.

2. Igiene e prevenzione delle infezioni:
Le infezioni nosocomiali sono una delle principali preoccupazioni degli ospedali. Il rispetto rigoroso dei protocolli igienici, la formazione del personale e l'educazione dei pazienti e dei familiari sono essenziali per limitare i rischi.

3. Prevenzione delle piaghe da decubito:
I pazienti costretti a letto o con mobilità ridotta sono a rischio di sviluppare piaghe da decubito. Si presta particolare attenzione al cambio di posizione, all'uso di materassi adatti e alla cura della pelle.

4. Nutrizione appropriata:
Una dieta equilibrata e adatta alle esigenze del paziente è essenziale per rafforzare il sistema immunitario, promuovere il recupero e prevenire complicazioni come la malnutrizione.

5. Mobilitazione precoce:

A seconda della situazione, può essere utile mobilizzare il paziente il prima possibile per evitare complicazioni muscolari o articolari e stimolare la circolazione sanguigna.

6. Prevenzione delle cadute :

Le cadute possono provocare fratture e altre lesioni. È quindi fondamentale valutare il rischio, adattare l'ambiente ed educare il paziente e la famiglia.

7. Educazione terapeutica :

Informare i pazienti sulla loro malattia, sul trattamento e sulle precauzioni da prendere permette loro di partecipare attivamente alla guarigione e previene alcune complicazioni.

8. Coordinamento delle cure:

La multidisciplinarietà è uno dei principali punti di forza del Dipartimento di Riabilitazione. La comunicazione tra i vari professionisti (medici, infermieri, fisioterapisti, terapisti occupazionali, ecc.) garantisce un'assistenza completa e adeguata.

Oltre alle complicazioni fisiologiche, è importante anche anticipare e prevenire le complicazioni psicologiche, come i sentimenti di isolamento, depressione e ansia. L'assistenza riabilitativa deve essere completa, tenendo conto delle esigenze fisiche e psicologiche del paziente.

La prevenzione delle complicanze nella riabilitazione non è solo una necessità medica, ma anche un approccio etico volto a offrire ai pazienti la migliore qualità di cura possibile, il rispetto della loro dignità e la migliore prognosi di recupero possibile.

Educazione terapeutica del paziente : un ruolo chiave per gli infermieri.

L'educazione terapeutica del paziente (TPE) è una pietra miliare dell'assistenza medica moderna. Il suo obiettivo è quello di mettere i pazienti in condizione di prendere in mano la propria salute, fornendo loro gli strumenti necessari per comprendere la malattia e il trattamento, adattare il proprio comportamento e affrontare le situazioni difficili. Gli infermieri svolgono un ruolo centrale in questo processo.

L'infermiera: un educatore all'ascolto

Gli infermieri sono spesso i professionisti della salute più vicini al paziente. Sono presenti quotidianamente, fornendo assistenza, ascoltando e rispondendo alle preoccupazioni. Questa vicinanza rende gli infermieri gli educatori ideali per stabilire un clima di fiducia con i pazienti.

Trasmettere le conoscenze appropriate

Gli infermieri forniscono informazioni chiare e accessibili sulla malattia, sui trattamenti e sui loro effetti collaterali, nonché sulla possibile evoluzione della patologia. In questo modo, aiutano i pazienti a decostruire le idee preconcette e a costruire un solido corpo di conoscenze su misura per la loro situazione specifica.

Sviluppare le competenze

Oltre a impartire conoscenze, l'ETP mira a sviluppare competenze pratiche. Per esempio, gli infermieri possono insegnare ai pazienti come assumere correttamente i farmaci, riconoscere e gestire i sintomi e adattare la dieta o l'attività fisica.

Incoraggiare l'autonomia del paziente

L'obiettivo finale della TVE è quello di consentire ai pazienti di gestire la loro malattia in modo indipendente. Grazie agli interventi dell'infermiere, i pazienti imparano a prendere decisioni informate sulla loro salute, ad anticipare e gestire le crisi e ad adattarsi ai cambiamenti della loro condizione.

Lavoro di squadra
Sebbene gli infermieri svolgano un ruolo centrale nella TVE, non lavorano mai da soli. Lavorano a stretto contatto con medici, fisioterapisti, terapisti occupazionali, psicologi e altri professionisti per fornire un'educazione coerente e completa.

Adattarsi a ogni paziente
Ogni paziente è unico, con la propria storia, cultura, credenze, paure e speranze. Gli infermieri devono essere empatici, buoni ascoltatori e abbastanza flessibili da adattare il loro approccio e i loro metodi a ciascun individuo.

Un impegno a lungo termine
L'educazione terapeutica non è un evento unico, ma un processo continuo. Le esigenze e le domande dei pazienti si evolvono nel tempo, così come i progressi medici e scientifici. La presenza regolare dell'infermiera con il paziente assicura che la TVE sia aggiornata e rafforzata nel corso della cura del paziente.

Gli infermieri sono molto più che semplici fornitori di cure. Sono il vero partner del paziente, che lo guida nella comprensione e nella gestione della sua malattia. L'educazione terapeutica, con le sue dimensioni informative, formative e relazionali, amplifica il ruolo dell'infermiere come attore essenziale nella cura complessiva del paziente.

Tecniche e metodi di insegnamento adattati al paziente.

L'efficacia dell'educazione terapeutica dipende in larga misura dalla capacità dell'operatore sanitario di adattare i suoi metodi e le sue tecniche di insegnamento a ogni singolo paziente. Il pubblico target in un contesto medico è spesso eterogeneo, con diversi livelli di istruzione, background culturali, età e capacità cognitive. Ecco alcune tecniche e metodi che possono essere utilizzati per un'educazione terapeutica su misura:

1. Valutazione iniziale delle esigenze e delle competenze:
Prima di iniziare qualsiasi insegnamento, è essenziale valutare le conoscenze, le convinzioni, le competenze e le esigenze pregresse del paziente. Ciò consente di adattare l'insegnamento a ciascun individuo.

2. Utilizzo di un linguaggio semplice e chiaro:
Eviti il gergo medico e spieghi i concetti in modo comprensibile a tutti.

3. Metodi di apprendimento attivo:
Coinvolgere il paziente nel processo di apprendimento. Questo può avvenire attraverso discussioni, giochi di ruolo, workshop pratici, ecc.

4. Ausili visivi :
Diagrammi, infografiche, video e dimostrazioni possono aiutare a rendere le informazioni più tangibili, soprattutto per coloro che imparano meglio visivamente.

5. Insegnamento passo dopo passo:
Suddivida le informazioni in segmenti o fasi facilmente digeribili. Questo rende più facile l'assimilazione e le permette di costruire gradualmente le sue competenze.

6. Feedback costruttivo:
Fornisca ai pazienti un feedback regolare sulle loro abilità e sui loro progressi. Questo rafforza la fiducia e motiva l'apprendimento ulteriore.

7. Ripetizione e rinforzo:
Riveda regolarmente le informazioni e le competenze chiave per assicurarsi che siano ben memorizzate.

8. Apprendimento tra pari:
Incoraggi i pazienti a condividere le loro esperienze e i loro consigli. Spesso possono fornire un supporto e una visione unici.

9. Uso della tecnologia:
Le piattaforme online, le applicazioni mobili e i giochi educativi possono essere strumenti preziosi per integrare e rafforzare l'insegnamento.

10. Adattamento culturale :
Assicurarsi che l'insegnamento sia adattato alle credenze, ai valori e ai contesti culturali dei pazienti. Ciò può richiedere una formazione specifica o la collaborazione con mediatori culturali.

11. Metodi di rilassamento e concentrazione :
Tecniche come la meditazione, la respirazione profonda o il rilassamento muscolare progressivo possono aiutare alcuni pazienti a concentrarsi e a integrare le informazioni.

12. Valutazione continua:
Impostate valutazioni regolari per misurare i progressi, identificare le aree di miglioramento e adattare le tecniche di insegnamento di conseguenza.

L'insegnamento centrato sul paziente è tanto un'arte quanto una scienza. Richiede ascolto, pazienza, flessibilità e una costante volontà di innovare per soddisfare le esigenze uniche di ogni individuo. L'obiettivo è sempre quello di mettere i pazienti in condizione di capire, gestire e prendere decisioni informate sulla loro salute.

Capitolo 11

LA SALUTE MENTALE NELLA RIABILITAZIONE

Riconoscere e gestire i problemi salute mentale nei pazienti in riabilitazione.

La riabilitazione è un processo complesso che non si limita alla dimensione fisica del paziente. La salute mentale gioca un ruolo cruciale nel processo di recupero. I pazienti in riabilitazione possono affrontare notevoli sfide emotive e psicologiche, che è essenziale riconoscere e gestire per ottimizzare le loro possibilità di successo.

Riconoscimento dei problemi di salute mentale :
- **Sintomi depressivi:** possono includere tristezza, perdita di interesse per le attività, sensazione di inutilità, disturbi del sonno o dell'appetito e persino pensieri suicidi.
- **Ansia:** preoccupazione eccessiva, palpitazioni, tremori, sudorazione eccessiva o evitamento di determinate situazioni sono segnali comuni.
- **Disturbo post-traumatico da stress (PTSD):** I pazienti che hanno subito un trauma, all'inizio della loro necessità di riabilitazione o in precedenza, possono sperimentare flashback, incubi o ipervigilanza.
- **Disturbo cognitivo:** possono verificarsi problemi con la memoria, la concentrazione o il processo decisionale, spesso come conseguenza di un trauma cerebrale o di altre condizioni neurologiche.
- **Negazione o minimizzazione:** alcuni pazienti possono rifiutarsi di accettare la realtà della loro condizione o minimizzare il suo impatto.

Gestione dei problemi di salute mentale:
- **Valutazione regolare:** l'utilizzo di strumenti di valutazione e liste di controllo standardizzate può

aiutare a identificare rapidamente i segni e i sintomi del disagio psicologico.

- **Terapia individuale:** offrire ai pazienti uno spazio sicuro per parlare dei loro sentimenti e delle loro preoccupazioni con un professionista qualificato.

- **Gruppi di sostegno:** i gruppi di sostegno permettono ai pazienti di condividere le loro esperienze, imparare dagli altri e sentirsi meno isolati.

- **Interventi farmacologici:** alcuni pazienti possono trarre beneficio dai farmaci per trattare disturbi specifici come la depressione o l'ansia.

- **Tecniche di rilassamento e di gestione dello stress:** meditazione, respirazione profonda, biofeedback e musicoterapia possono essere tutti strumenti utili.

- **Educazione:** informare i pazienti sui legami tra salute fisica e mentale e sull'importanza di prendersi cura del loro benessere emotivo.

- **Collaborazione:** lavorare a stretto contatto con psichiatri, psicologi, assistenti sociali e altri professionisti della salute mentale per garantire un'assistenza completa.

- **Piani di assistenza individualizzati:** ogni paziente è unico. I piani di intervento devono essere adattati alle esigenze, alle preferenze e alle circostanze specifiche di ogni individuo.

- **Incoraggiare l'attività fisica:** è dimostrato che l'esercizio fisico migliora l'umore e riduce l'ansia.

- **Accesso a risorse esterne:** fornire informazioni sulle risorse della comunità, sulle linee di assistenza o sui servizi di emergenza in caso di necessità.

Riconoscere e gestire i problemi di salute mentale nei pazienti in riabilitazione è essenziale per il loro benessere generale. Un approccio olistico, che tenga conto sia della dimensione fisica che di quella psicologica, è la chiave per un recupero di successo.

Lavorare con i professionisti salute mentale.

La collaborazione con i professionisti della salute mentale è una dimensione fondamentale dell'assistenza riabilitativa. Il percorso di guarigione di un paziente non si limita alla guarigione fisica; comprende anche il benessere emotivo e psicologico, che sono altrettanto cruciali per il ritorno a una vita piena e soddisfacente.

Nel contesto delle cure post-acute e riabilitative, questa collaborazione diventa essenziale. I pazienti possono trovarsi di fronte a notevoli sfide emotive, che si tratti di dolore, di adattamento a una nuova realtà fisica o di affrontare un trauma recente. I professionisti della salute mentale, come psichiatri, psicologi, psicoterapeuti e assistenti sociali, mettono a disposizione la loro esperienza specifica per navigare in queste acque a volte tumultuose.

Ma affinché questa collaborazione sia davvero efficace, è fondamentale adottare un approccio integrato. I team devono comunicare apertamente e regolarmente, scambiandosi informazioni chiave sulle condizioni del paziente, sui progressi compiuti e sugli ostacoli incontrati. Le sessioni di brainstorming interdisciplinari possono essere particolarmente fruttuose, unendo le prospettive per sviluppare piani di intervento personalizzati e olistici.

È anche essenziale creare un ambiente in cui i pazienti si sentano a proprio agio nel parlare delle loro preoccupazioni emotive e psicologiche, sapendo che sono prese sul serio e considerate parte integrante del loro percorso di guarigione. L'approccio deve essere di empatia, rispetto e comprensione.

Infine, questa collaborazione tra operatori sanitari e professionisti della salute mentale non si limita al periodo di ricovero o di riabilitazione. Per molti pazienti, il supporto alla salute mentale è un processo continuo, che richiede consultazioni regolari anche dopo la dimissione dalla riabilitazione. Assicurare una transizione fluida tra la riabilitazione e i servizi ambulatoriali di salute mentale è fondamentale per garantire la continuità dell'assistenza.

In un mondo ideale, la linea di demarcazione tra salute fisica e mentale sarebbe sfumata, con ciascuna dimensione vista come un aspetto inseparabile del benessere generale. La collaborazione tra professionisti della salute e della salute mentale non è solo vantaggiosa, ma è essenziale se si vuole offrire ai pazienti il miglior percorso di recupero possibile.

Strategie di auto-cura per gli infermieri che affrontano lo stress e le emozioni intense.

Lavorare nell'ambito dell'assistenza continua e della riabilitazione può essere un'esperienza particolarmente intensa dal punto di vista emotivo per gli infermieri. Di fronte alle sfide quotidiane, al dolore e alle speranze dei pazienti, nonché alle pressioni insite nell'ambiente medico, l'importanza dell'autocura per gli infermieri non può essere sottovalutata. L'adozione di strategie di autocura non solo aiuta a preservare la salute mentale, ma anche a fornire la migliore assistenza possibile ai pazienti.

L'autocura inizia con il riconoscimento. È fondamentale che gli infermieri riconoscano e accettino che lo stress e le emozioni intense sono parte integrante del loro lavoro. Questa accettazione è il primo passo per gestire attivamente queste pressioni.

La regolazione emotiva è un'abilità essenziale. Si tratta di imparare a identificare le proprie emozioni, a comprenderle e ad esprimerle in modo appropriato. Tecniche come la respirazione profonda, la meditazione o anche una pausa durante il giorno possono aiutare a riorientare la mente.

Stabilire dei confini chiari tra vita professionale e personale è fondamentale. Sebbene la dedizione alla propria professione sia lodevole, è essenziale prendersi del tempo per se stessi, per staccare la spina, ricaricarsi e dedicarsi ad attività che procurano piacere e relax.

La supervisione e la discussione tra colleghi offrono uno spazio per condividere esperienze, frustrazioni e successi. Parlare con colleghi che comprendono le sfide specifiche della professione può offrire un sostegno inestimabile.

Una formazione regolare sulla gestione dello stress e sulle competenze emotive può fornire strumenti preziosi per affrontare le sfide del lavoro. Tale formazione può assumere la forma di seminari, workshop o anche sessioni individuali con un professionista della salute mentale.

L'attività fisica regolare è un modo eccellente per alleviare lo stress. Che si tratti di yoga, corsa, ballo o qualsiasi altra forma di esercizio, il movimento può aiutare ad alleviare lo stress accumulato e a sentirsi rivitalizzato.

L'alimentazione e il sonno sono due pilastri della salute generale. Una dieta equilibrata e un sonno di qualità sono essenziali per affrontare lo stress quotidiano e garantire un rendimento ottimale sul lavoro.

Anche **trovare un equilibrio tra vita professionale e personale** è fondamentale. È importante ricordare che, così come i pazienti hanno bisogno di cure, anche gli assistenti hanno bisogno di tempo per se stessi, di tempo con le loro famiglie, di tempo libero o semplicemente di riposo.

Infine, l'**accettazione**. È importante ricordare che nessuno è perfetto. Riconoscere i propri limiti, accettare di non poter controllare tutto e cercare aiuto quando ne ha bisogno sono segni di forza, non di debolezza.

La salute mentale ed emotiva degli infermieri è essenziale per la qualità dell'assistenza che forniscono. Adottare strategie di autocura non è un lusso, ma una necessità per questi professionisti dedicati.

Capitolo 12

LA DIMENSIONE CULTURALE DELLA RIABILITAZIONE

Comprendere e rispettare
la diversità culturale dei pazienti.

Nel mondo odierno, sempre più globalizzato, gli infermieri del settore dell'assistenza continua e della riabilitazione sono spesso chiamati a prendersi cura di pazienti provenienti da contesti culturali diversi. Comprendere e rispettare questa diversità culturale non è solo una questione etica, ma anche un elemento chiave per fornire un'assistenza personalizzata e di alta qualità.

La diversità culturale non riguarda solo la nazionalità o la lingua. Comprende anche le credenze religiose, le tradizioni, i valori familiari, le abitudini alimentari, la percezione della salute e della malattia e molti altri aspetti. Questi elementi possono influenzare il modo in cui il paziente percepisce la sua malattia, la sua guarigione, le sue aspettative di cura e persino il modo in cui comunica con gli operatori sanitari.

L'importanza della formazione interculturale è fondamentale. Gli infermieri devono essere incoraggiati e formati a comprendere le diverse culture, non per categorizzarle, ma per offrire un'assistenza adattata e personalizzata. Tale formazione può aiutare a decostruire gli stereotipi e a prevenire i malintesi.

La comunicazione è fondamentale. È fondamentale ascoltare attivamente i pazienti, porre domande aperte e incoraggiare il dialogo. Se le barriere linguistiche rappresentano un ostacolo, consideri l'utilizzo di interpreti medici per garantire una comunicazione chiara.

La sensibilità culturale implica la consapevolezza dei propri pregiudizi e atteggiamenti e lo sforzo di comprendere il punto di vista del paziente. Ad esempio, alcuni pazienti possono avere credenze spirituali o tradizionali sulle cause delle malattie o sui metodi di guarigione, ed è fondamentale affrontarle con rispetto e apertura mentale.

Tenere conto della diversità culturale nel piano di assistenza è essenziale. Ciò può significare adattare le diete alle preferenze culturali, comprendere i rituali religiosi o spirituali relativi alla guarigione, o adattare i metodi di educazione terapeutica per renderli culturalmente rilevanti.

La collaborazione con la famiglia e la comunità può arricchire l'esperienza di cura. In molte culture, la famiglia svolge un ruolo centrale nel processo di guarigione, e l'integrazione di questa dinamica può migliorare l'adesione al trattamento e il benessere del paziente.

Il rispetto e la dignità sono universali. A prescindere dalla cultura del paziente, è fondamentale trattarlo con rispetto e dignità. Ciò significa rispettare la riservatezza, chiedere il permesso prima di qualsiasi intervento e agire sempre con empatia.

In fin dei conti, abbracciare la diversità culturale riguarda l'umanità e l'inclusione. Riconosce che ogni paziente è unico, con la sua storia, le sue credenze e i suoi valori. Nel campo della riabilitazione, dove la riabilitazione è un percorso complesso e profondamente personale, questo riconoscimento è ancora più cruciale. È abbracciando la diversità culturale che gli infermieri possono offrire un'assistenza veramente olistica e centrata sul paziente.

Tecniche comunicazione interculturale.

Le tecniche di comunicazione interculturale sono essenziali per gli infermieri e gli altri operatori sanitari. Consentono di comprendere e rispondere efficacemente alle esigenze dei pazienti provenienti da contesti culturali diversi. Adottare una comunicazione interculturale efficace significa garantire un'assistenza centrata sul paziente, rafforzando al contempo il legame terapeutico.

1. Autoconsapevolezza: prima di comprendere gli altri, è fondamentale diventare consapevoli dei propri pregiudizi, preconcetti e valori. Riflettere sulla nostra cultura e sul modo in cui influenza la nostra percezione degli altri è il primo passo verso una comunicazione interculturale efficace.

2. Ascolto attivo: l'ascolto attivo significa prestare piena attenzione a ciò che l'altra persona sta dicendo, senza interruzioni. Aiuta a identificare le esigenze specifiche del paziente e a riconoscere eventuali malintesi.

3. Pazienza: comunicare con pazienti di culture diverse può richiedere più tempo, soprattutto se c'è una barriera linguistica. È importante essere pazienti e non affrettare la conversazione.

4. L'uso di interpreti: Nelle situazioni in cui la lingua rappresenta una barriera, l'uso di un interprete medico qualificato è essenziale. L'interprete non traduce solo le parole, ma anche le sfumature culturali.

5. Ponga domande aperte: Queste domande incoraggiano il dialogo e le permettono di ottenere informazioni più dettagliate. Possono anche aiutare a chiarire i punti di ambiguità.

6. Evitare il gergo medico: è preferibile utilizzare un linguaggio semplice e chiaro, evitando per quanto possibile il gergo tecnico che potrebbe non essere compreso.

7. Osservare il linguaggio non verbale: la comunicazione non verbale, come i gesti, le espressioni facciali e la postura, gioca un ruolo chiave nella comprensione interculturale. Alcune espressioni o gesti possono avere significati diversi nelle varie culture.

8. Rispettare le credenze e le pratiche culturali: questo può riguardare vari aspetti, come le preferenze alimentari, le pratiche religiose o le credenze sulla salute e sulla malattia.

9. Fornire aiuti visivi: Immagini, diagrammi e altri ausili visivi possono facilitare la comprensione, soprattutto quando c'è una barriera linguistica.

10. Informazione e formazione: partecipare a corsi di formazione sulla comunicazione interculturale e tenersi aggiornati sulle culture presenti nella comunità servita può migliorare notevolmente le interazioni con i pazienti.

11. Stabilire la fiducia: questo aspetto è fondamentale per una comunicazione di successo. Ascoltare con rispetto, mostrare empatia e garantire la riservatezza sono tutti modi per stabilire e mantenere questa fiducia.

In definitiva, la comunicazione interculturale richiede un approccio incentrato sul paziente, basato sul rispetto, sull'empatia e sulla disponibilità a comprendere. È abbracciando queste tecniche e integrandole nella loro pratica quotidiana che gli infermieri e gli altri professionisti sanitari possono garantire un'assistenza di qualità a tutti i loro pazienti, indipendentemente dal loro background culturale.

Etica e sensibilità culturale in assistenza.

L'etica e la sensibilità culturale sono pilastri fondamentali della pratica infermiera. Integrarli nell'assistenza assicura che ogni paziente riceva un'assistenza rispettosa, comprensiva e personalizzata. In un contesto di globalizzazione e di popolazioni sempre più diverse, la capacità di adattare la pratica clinica alle esigenze culturali dei pazienti è essenziale.

Etica nell'assistenza :
L'etica si riferisce ai principi morali che guidano la nostra condotta. Nel mondo medico, mira a garantire il benessere e il rispetto dei pazienti.

- **Autonomia:** ogni paziente ha il diritto di prendere decisioni sulla propria assistenza, dopo essere stato adeguatamente informato. Ciò significa rispettare le scelte e i valori individuali.

- **Beneficenza:** l'obiettivo dell'assistenza è fornire un beneficio al paziente, riducendo al minimo i potenziali rischi e danni.
- **Non-maleficenza:** "Non nuocere" è un principio cardinale. Gli operatori sanitari devono sforzarsi di evitare interventi inutili o potenzialmente dannosi.
- **Giustizia:** l'assistenza deve essere amministrata in modo equo, garantendo a tutti l'accesso alle cure e alle risorse necessarie.

Sensibilità culturale nell'assistenza :
La sensibilità culturale si riferisce alla capacità di riconoscere e rispettare le differenze culturali e di integrarle nell'assistenza.
- **Riconoscimento:** comprendere che ogni individuo è il prodotto del proprio contesto culturale, con le proprie credenze, valori e pratiche.
- **Curiosità:** scoprire di più sulle tradizioni, le abitudini e le credenze dei pazienti, in modo da poter soddisfare meglio le loro esigenze.
- **Rispetto:** avvicinarsi a ciascun paziente senza giudicarlo, valorizzando la sua esperienza e la sua cultura.
- **Adattabilità:** adattare l'assistenza alle esigenze culturali del paziente, in termini di preferenze alimentari, pratiche religiose o credenze sanitarie.
- **Formazione continua: partecipi** regolarmente a corsi di formazione sulla sensibilità culturale per rimanere informato e competente.

L'intersezione tra etica e sensibilità culturale:
Quando l'etica incontra la cultura, possono sorgere dei dilemmi. Ad esempio, come si gestisce una situazione in cui le convinzioni culturali di un paziente sono in conflitto con le raccomandazioni mediche? In queste situazioni, la comunicazione è fondamentale. È essenziale stabilire un dialogo aperto con il paziente e la sua famiglia, cercando di

capire le loro prospettive e condividendo le informazioni mediche necessarie. L'obiettivo è arrivare a un piano di cura che rispetti i principi etici e i valori culturali.

Combinare etica e sensibilità culturale significa impegnarsi in una pratica infermieristica olistica e centrata sul paziente. Si tratta di un processo continuo, che richiede riflessione, formazione e adattamento, ma è anche la chiave per fornire la migliore qualità di assistenza possibile a tutti i pazienti.

Capitolo 13

INNOVAZIONI E RICERCA NELLA RIABILITAZIONE

Gli ultimi progressi nella riabilitazione.

La riabilitazione ha visto importanti progressi negli ultimi anni, sia negli approcci terapeutici che nelle tecnologie utilizzate. L'obiettivo di queste innovazioni è migliorare la qualità di vita dei pazienti e aiutarli a recuperare la loro indipendenza nel modo più completo possibile.

1. Tecnologie di realtà virtuale e aumentata :
La realtà virtuale (VR) e la realtà aumentata (AR) sono sempre più utilizzate nella riabilitazione, in particolare per trattare disturbi motori o cognitivi. Grazie alle simulazioni interattive, i pazienti possono esercitarsi in determinati compiti o esercizi in un ambiente controllato e adattabile.

2. Teleriabilitazione :
La telemedicina ha aperto la strada alla teleriabilitazione, consentendo ai pazienti di beneficiare di sessioni di riabilitazione a distanza, utilizzando piattaforme online. Questo è particolarmente utile per coloro che vivono lontano dai centri di riabilitazione o che hanno difficoltà a viaggiare.

3. Esoscheletri e robot per la riabilitazione :
Questi dispositivi tecnologici aiutano i pazienti a recuperare le loro capacità motorie, soprattutto dopo un incidente o un intervento chirurgico. Consentono una riabilitazione più precisa, su misura per ogni paziente, e possono accelerare il processo di recupero.

4. Neuroplasticità e stimolazione cerebrale:
La crescente comprensione della neuroplasticità - la capacità del cervello di riorganizzarsi e di creare nuove connessioni neuronali - ha portato allo sviluppo di tecniche di stimolazione cerebrale non invasive. Questi metodi, come la stimolazione magnetica transcranica, possono aiutare a migliorare le funzioni cognitive e motorie.

5. Biofeedback :
Questa tecnica utilizza apparecchiature elettroniche per informare il paziente in tempo reale su alcune funzioni

fisiologiche, consentendogli di modularle. È particolarmente utile per la gestione del dolore, la riabilitazione perineale e il trattamento di alcuni disturbi neurologici.

6. Protesi e impianti di nuova generazione:
Grazie ai progressi tecnologici, le protesi stanno diventando sempre più sofisticate, con protesi bioniche controllate dal pensiero e impianti che ripristinano determinate sensazioni.

7. Approcci terapeutici integrativi :
Le terapie alternative, come l'agopuntura, la meditazione o l'arteterapia, stanno guadagnando popolarità come parte dei programmi di riabilitazione, in quanto offrono modi complementari di affrontare gli aspetti fisici, mentali ed emotivi della riabilitazione.

8. Formazione centrata sul paziente:
Si tratta di un approccio in cui il paziente è coinvolto attivamente nel prendere decisioni sul proprio trattamento. Questo può aumentare l'impegno e migliorare i risultati della riabilitazione.

9. Tecniche di imaging avanzate:
Strumenti come la risonanza magnetica funzionale e la tomografia a emissione di positroni forniscono una migliore comprensione del funzionamento del cervello e consentono di adattare gli interventi di riabilitazione.

Questi progressi, combinati con una migliore comprensione dei meccanismi di recupero dell'organismo, significano che è possibile offrire un'assistenza riabilitativa sempre più personalizzata ed efficace. Rappresentano un'immensa speranza per molti pazienti che aspirano a tornare a una vita normale dopo una malattia, un infortunio o un intervento chirurgico.

Implicazioni delle nuove scoperte per la pratica infermieristica.

Le nuove scoperte e i progressi nel campo della riabilitazione hanno implicazioni significative per la pratica infermieristica, trasformando il modo in cui viene erogata l'assistenza e il modo in cui gli infermieri interagiscono con i loro pazienti e colleghi. Ecco alcune delle principali implicazioni di queste scoperte per la pratica infermieristica:

1. La necessità di una formazione continua:
Con l'emergere di nuove tecnologie e tecniche, gli infermieri devono aggiornare costantemente le loro competenze e conoscenze. Ciò significa frequentare regolarmente corsi di formazione specialistica, workshop e seminari.

2. Approccio olistico all'assistenza:
I nuovi metodi di riabilitazione riconoscono l'importanza di trattare il paziente nella sua totalità, dal punto di vista fisico, psicologico e sociale. Gli infermieri devono quindi sviluppare una comprensione approfondita di questi aspetti, al fine di fornire un'assistenza veramente centrata sul paziente.

3. Collaborazione migliorata:
L'assistenza riabilitativa sta diventando sempre più interdisciplinare. Gli infermieri lavorano a stretto contatto con altri professionisti della sanità, come fisioterapisti, terapisti occupazionali, psicologi e persino ingegneri biomedici. Una comunicazione efficace e la comprensione reciproca sono essenziali.

4. Tecnologia per l'assistenza :
Gli infermieri devono familiarizzare con gli strumenti tecnologici, sia per la teleriabilitazione, sia per l'uso di dispositivi di biofeedback o per l'interpretazione di risultati di imaging avanzato. La padronanza di queste tecnologie è essenziale per un'assistenza ottimale.

5. Educazione e consapevolezza del paziente:
Con la disponibilità di strumenti e tecniche innovative, gli infermieri svolgono un ruolo cruciale nell'educazione dei pazienti, aiutandoli a capire e a orientarsi in questo panorama medico in continua evoluzione.

6. Etica e riservatezza :
L'uso crescente della tecnologia solleva anche questioni etiche, soprattutto in termini di riservatezza dei dati e di accesso alle informazioni. Gli infermieri devono essere consapevoli delle normative in vigore e garantire il rispetto dell'etica professionale.

7. Salute mentale :
Integrare gli aspetti psicologici nell'assistenza riabilitativa significa prestare maggiore attenzione alla salute mentale dei pazienti. Gli infermieri devono essere formati per riconoscere e affrontare questi problemi, collaborando con gli specialisti, se necessario.

8. Assistenza personalizzata:
Con una migliore comprensione dei meccanismi di recupero individuali e la disponibilità di tecnologie avanzate, l'assistenza può essere più personalizzata. Gli infermieri devono quindi essere in grado di adattare il loro approccio alle esigenze specifiche di ogni paziente.

9. Prevenzione ed educazione :
Grazie alla loro conoscenza dei fattori di rischio e dei metodi di prevenzione, gli infermieri hanno un ruolo chiave

nell'educare i pazienti alle misure preventive, contribuendo così a ridurre la necessità di interventi successivi.

Mentre il mondo della riabilitazione continua ad evolversi, gli infermieri rimangono al centro dell'assistenza, adattando costantemente le loro competenze e adottando un approccio incentrato sul paziente per garantire la migliore assistenza possibile.

Come rimanere aggiornati in un campo in rapida evoluzione.

Rimanere aggiornati in un campo in continua evoluzione come quello dell'assistenza sanitaria è fondamentale per fornire un'assistenza ottimale e mantenere la rilevanza professionale. Ecco alcune strategie per aiutare i professionisti, in particolare gli infermieri, a navigare in un panorama medico in rapida evoluzione:

1. Formazione continua :
Si iscriva regolarmente a corsi di formazione, workshop e seminari specializzati nel suo settore. Numerose istituzioni e associazioni professionali offrono una formazione adeguata agli ultimi progressi.

2. Abbonamenti a riviste professionali:
Le riviste mediche e infermiere sono risorse eccellenti per le ultime ricerche e raccomandazioni. Si abboni ad alcune riviste rilevanti e si dedichi a leggerle regolarmente.

3. Partecipare a conferenze e congressi:
Questi eventi spesso riuniscono esperti rinomati per condividere le loro ricerche e conoscenze. Oltre ad acquisire nuove informazioni, potrà fare rete con altri professionisti.

4. Si faccia coinvolgere in gruppi professionali:
Si unisca alle associazioni professionali o ai think tank. Questi gruppi offrono spesso risorse, formazione e forum di discussione per condividere esperienze e conoscenze.

5. Utilizzi :
Le piattaforme online, i webinar e i MOOC (Massive Open Online Courses) possono offrire opportunità di apprendimento a distanza. Esistono molte applicazioni e piattaforme educative dedicate agli operatori sanitari.

6. Tenersi al passo con gli sviluppi tecnologici:
Tenga d'occhio le innovazioni tecnologiche che possono avere un impatto sul suo settore. Ciò potrebbe includere nuove attrezzature, software o tecniche di lavorazione.

7. Insegnamento reciproco :
Insegnare agli altri o fare da tutor agli studenti può aiutarla a rafforzare le sue conoscenze. L'atto di insegnare richiede una comprensione profonda, il che significa che deve rimanere informato.

8. Parli con i suoi colleghi:
Scambi regolari con i suoi colleghi possono esporla a prospettive ed esperienze diverse. Organizzi o partecipi a gruppi di discussione o a riunioni di team per condividere le conoscenze.

9. Partecipare alla ricerca:
Se possibile, si lasci coinvolgere in progetti di ricerca o collabori con i ricercatori. In questo modo si manterrà all'avanguardia dei progressi nel suo campo.

10. Adottare un atteggiamento di apprendimento permanente:
Riconoscere che l'apprendimento non si ferma mai è fondamentale. Sia aperto al cambiamento, si adatti e sia proattivo nella sua ricerca di conoscenza.

In un ambiente medico in continua evoluzione, la chiave è adottare un atteggiamento proattivo, impegnandosi regolarmente in attività di apprendimento e cercando attivamente opportunità per migliorare e aggiornare le proprie competenze.

Capitolo 14

GESTIONE DELLA FINE DELLA VITA NELLA RIABILITAZIONE

Navigare tra le decisioni difficili e le conversazioni sulla fine della vita.

La gestione di decisioni difficili e le conversazioni sul fine vita sono tra i compiti più delicati e complessi che gli operatori sanitari devono affrontare. Questi momenti richiedono una profonda sensibilità, un ascolto attento e una solida comprensione etica. Ecco come affrontare queste situazioni con empatia e professionalità:

1. Creare un ambiente confortevole:
Prima di iniziare una conversazione di questo tipo, si assicuri che l'ambiente sia tranquillo, privato e privo di distrazioni. Un ambiente tranquillo può aiutare a facilitare una discussione serena.

2. Si prepari emotivamente:
Riconoscere le proprie emozioni e convinzioni sull'argomento. Essere consapevoli dei propri sentimenti può aiutarla ad affrontare la conversazione con maggiore obiettività ed empatia.

3. Ascolti prima di parlare:
Iniziate chiedendo al paziente o alla famiglia come percepiscono la situazione attuale. Dare loro la parola per primi può aiutare a stabilire il tono della conversazione.

4. Utilizzi un linguaggio semplice e chiaro:
Eviti il gergo medico e sia diretto ma sensibile. Si assicuri che il paziente e la famiglia comprendano la situazione.

5. Sia empatico:
Riconoscere e convalidare le emozioni del paziente e della sua famiglia. Frasi come "Posso immaginare quanto debba essere difficile per lei" o "Sono qui per sostenerla" possono offrire un po' di conforto.

6. Faccia domande aperte:
Incoraggiare il paziente e la famiglia a esprimere le loro preoccupazioni, i loro desideri e i loro sentimenti, ponendo domande come "Come vede i prossimi passi?" o "Cosa è più importante per lei in questo momento?".

7. Fornisca informazioni su tutte le opzioni:
Si assicuri che il paziente e la famiglia siano ben informati su tutte le opzioni disponibili, comprese le cure palliative, il rifiuto del trattamento, ecc.

8. Rispettare le scelte del paziente:
Tutti hanno il diritto di prendere decisioni sulle proprie cure. Finché il paziente è in grado di prendere una decisione informata, è fondamentale rispettare i suoi desideri, anche se lei personalmente non è d'accordo.

9. Fornire assistenza continua:
I sentimenti e le decisioni possono cambiare nel tempo. Si assicuri che il paziente e la famiglia sappiano che possono sempre tornare da lei per discutere o rivedere le decisioni prese.

10. Si prenda cura di sé:
Le conversazioni sulla fine della vita possono essere emotivamente stancanti per gli operatori sanitari. Trovi il modo di prendersi cura di sé, parlando con un collega, consultando un professionista della salute mentale o praticando la meditazione e altre tecniche di rilassamento.

Per affrontare queste discussioni è necessaria una combinazione di abilità clinica, compassione e ascolto. Con la giusta formazione e un atteggiamento empatico, gli operatori sanitari possono aiutare i pazienti e le loro famiglie a superare questi momenti difficili con dignità e rispetto.

L'importanza delle cure palliative nella riabilitazione.

Le cure palliative, che si concentrano sulla gestione del dolore e sull'alleviamento dei sintomi per i pazienti nelle fasi avanzate di una malattia, non riguardano solo i servizi di fine vita. Infatti, svolge un ruolo cruciale nella riabilitazione, dove l'obiettivo principale è quello di aiutare i pazienti a recuperare il più possibile l'autonomia dopo un ricovero acuto o una patologia grave.

Integrare le cure palliative nella riabilitazione:

- **Assistenza olistica al paziente:** Le cure palliative offrono un approccio olistico, prendendo in considerazione non solo le esigenze fisiche del paziente, ma anche quelle psicologiche, sociali e spirituali. Questo approccio è allineato con gli obiettivi della Riabilitazione, che mirano a fornire un'assistenza completa ai pazienti per ottimizzare la loro qualità di vita.

- **Gestione del dolore:** in un reparto di riabilitazione, molti pazienti soffrono di dolore cronico o complesso. I principi delle cure palliative, con la loro esperienza nella gestione del dolore, sono quindi essenziali per garantire il comfort del paziente e promuovere la riabilitazione.

- **Supporto emotivo:** le cure palliative pongono particolare enfasi sul supporto psicologico. Nella riabilitazione, dove i pazienti possono trovarsi di fronte a grandi sconvolgimenti nella loro vita a seguito di un evento medico, questa dimensione psicologica è essenziale.

- **Processo decisionale informato:** i professionisti formati in cure palliative hanno le competenze per condurre discussioni approfondite sui desideri, le speranze, le paure e gli obiettivi del paziente, il che è essenziale per definire un piano terapeutico appropriato nella Riabilitazione.

- **Collegamento con le famiglie:** le cure palliative si concentrano anche sulla famiglia del paziente e sui suoi cari, trattandoli come parte integrante del processo di cura. Questo approccio è particolarmente vantaggioso nella riabilitazione, dove il sostegno della famiglia può svolgere un ruolo importante nel processo di riabilitazione del paziente.

- **Etica e fine vita:** sebbene non tutti i pazienti in riabilitazione siano malati terminali, alcuni possono trovarsi di fronte a un rapido deterioramento del loro stato di salute. In questi casi, l'esperienza delle cure palliative è essenziale per orientarsi in decisioni etiche complesse e offrire ai pazienti un fine vita dignitoso che rispetti i loro desideri.

Le cure palliative, con il loro approccio centrato sul paziente e la gestione completa del dolore e dei sintomi, arricchiscono notevolmente il quadro della Riabilitazione. La sua integrazione garantisce che ogni paziente, indipendentemente dalle sue esigenze o dallo stadio della malattia, riceva un'assistenza adeguata, umana e rispettosa.

Sostenere i pazienti e le loro famiglie nei loro ultimi momenti.

Accompagnare i pazienti e le loro famiglie durante i loro ultimi momenti è senza dubbio uno dei compiti più delicati e profondi nella carriera di un professionista sanitario. Questo periodo è saturo di emozioni intense, domande, incertezze e spesso una ricerca di significato. Il ruolo del caregiver va ben oltre l'assistenza medica, diventando un pilastro di sostegno emotivo, spirituale e umano. Ecco come affrontare questo supporto con sensibilità, compassione e professionalità.

1. Comunicazione trasparente ed empatica:
Una comunicazione onesta con i pazienti e le loro famiglie è fondamentale. Utilizzi un linguaggio semplice e comprensibile, pur rimanendo sensibile allo stato emotivo di ognuno. Sia un ascoltatore attivo, permettendo al paziente e alla sua famiglia di esprimersi, fare domande e condividere i propri sentimenti.

2. Gestione del dolore :

Uno degli aspetti più importanti dell'assistenza alla fine della vita è la gestione del dolore e il comfort del paziente. Si assicuri che siano disponibili i farmaci e gli interventi necessari per ridurre al minimo la sofferenza.

3. Supporto psicologico :

La fine della vita è un momento di riflessione, di ricordi e talvolta di rimpianti. Offrire un supporto psicologico, attraverso l'ascolto attivo o un professionista della salute mentale, è essenziale.

4. Rispetto delle convinzioni e dei valori:

Ognuno ha il proprio concetto di morte, spesso influenzato dalla cultura, dalla religione o dall'esperienza personale. Rispetti queste credenze e si assicuri che i pazienti abbiano l'opportunità, se possibile, di praticare i loro riti e rituali.

5. Privacy :

Consentire al paziente e alla sua famiglia di condividere momenti di intimità, rispettando il loro bisogno di tranquillità. Questo può includere la creazione di uno spazio tranquillo, l'ascolto di musica o l'accensione di candele, a seconda dei desideri del paziente.

6. Inclusione della famiglia:

La famiglia svolge un ruolo centrale nei momenti finali. Li guidi su come interagire con il paziente, li rassicuri e offra loro anche un sostegno emotivo.

7. Preparazione al lutto :

Il periodo che precede il decesso può essere visto come una fase anticipatoria del lutto per la famiglia. Offra risorse, consigli e indicazioni per aiutare i suoi cari a superare questo processo.

8. Una partenza dignitosa:

Tutti gli aspetti dell'assistenza di fine vita devono mirare a garantire al paziente una morte serena, confortevole e dignitosa. Ogni gesto, ogni parola, ogni decisione deve essere guidata da questo principio.

Sostenere i pazienti e le loro famiglie nei loro ultimi momenti è una responsabilità immensa, che richiede profonda umanità, sincera empatia e rispetto incondizionato. È in questi momenti intensi che il ruolo dell'assistente trascende la mera pratica medica per toccare l'essenza stessa della condizione umana.

Capitolo 15

TRANSIZIONE E DIMISSIONE DALLA RIABILITAZIONE

Preparare i pazienti e le loro famiglie all'uscita.

La preparazione dei pazienti e delle loro famiglie alla dimissione da un reparto di Assistenza Continua e Riabilitazione (Riabilitazione) è una fase cruciale che richiede un approccio completo e personalizzato. L'obiettivo è garantire che i pazienti possano continuare la convalescenza, la riabilitazione o l'assistenza in modo indipendente o con il supporto necessario a casa, in un'altra struttura o in un ambiente adatto alla loro condizione.

1. Valutazione del livello di autonomia del paziente:
Soprattutto, è importante valutare il grado di autonomia del paziente. Questa valutazione deve riguardare le capacità fisiche, mentali ed emotive del paziente. È su questa base che verrà elaborata una strategia di dimissione.

2. Pianificazione post-ospedaliera:
Redigere un piano di assistenza post-ospedaliera in collaborazione con il paziente, la sua famiglia e, se opportuno, il suo medico di famiglia. Questo piano specificherà i farmaci, le terapie necessarie, i prossimi appuntamenti medici e qualsiasi altro aspetto rilevante della cura del paziente.

3. Istruzione e formazione :
Si assicuri che il paziente e la sua famiglia abbiano una buona comprensione dell'assistenza domiciliare, dell'uso delle apparecchiature mediche, di come assumere i farmaci e di come riconoscere i segnali di allarme che richiederebbero un'attenzione medica urgente.

4. Coordinamento con gli operatori sanitari esterni:
Organizzare i collegamenti necessari, sia con infermieri domiciliari, fisioterapisti, assistenti di cura o qualsiasi altro professionista pertinente.

5. Miglioramenti alla casa:
Se necessario, consigliare il paziente e la sua famiglia su ciò che deve essere fatto a casa per garantire la sicurezza e il comfort del paziente: corrimano, rampa di accesso, letto sanitario, ecc.

6. Supporto psicologico :
Il ritorno a casa può essere fonte di ansia o apprensione. Suggerisca risorse o riferimenti per un supporto psicologico, se necessario.

7. Impostazione di un sistema di monitoraggio :
Definire chiaramente come sarà organizzata l'assistenza medica del paziente. Ciò può comportare visite a domicilio, appuntamenti ambulatoriali regolari o una combinazione di entrambi.

8. Disponibilità e comunicazione :
Assicurare ai pazienti e ai loro familiari che possono contattare il servizio in caso di domande o dubbi. Lasciare i dettagli di contatto e specificare le procedure.

9. Preparazione emotiva :
Lasciare l'ospedale è un passo importante. Può essere sia emozionante che spaventoso per il paziente e i suoi cari. Si prenda il tempo necessario per discutere le emozioni associate a questo cambiamento e per rassicurare il paziente sui passi successivi.

10. Documentazione :
Fornire tutti i documenti necessari: prescrizioni, relazione medica, raccomandazioni per il futuro, ecc. Si assicuri che il paziente e la sua famiglia comprendano questi documenti e possano conservarli in un luogo sicuro.

Preparare i pazienti e le loro famiglie alla dimissione dalla riabilitazione è un passo fondamentale per garantire una transizione senza problemi alla fase successiva della loro cura. Una preparazione accurata, attenta e approfondita aiuta a evitare potenziali complicazioni e garantisce la continuità delle cure nelle migliori condizioni possibili.

Assicurare una transizione agevole verso altri servizi o verso il domicilio.

Garantire una transizione senza problemi per un paziente che lascia un reparto di Riabilitazione e Assistenza Continua (Riabilitazione) per un altro reparto o per il domicilio è un compito di grande responsabilità. Questa fase di transizione è spesso un momento vulnerabile per il paziente, che può essere segnato da incertezza, ansia o paura di lasciare un ambiente sicuro. La sfida per gli assistenti consiste nel garantire che questa transizione sia il più possibile fluida, trasparente e rassicurante.

1. Preparazione anticipata :
Il primo passo per una transizione di successo è prepararsi con largo anticipo. La preparazione anticipata consente di identificare le esigenze del paziente, di mettere in atto le risorse necessarie e di anticipare i potenziali ostacoli.

2. Comunicazione chiara e continua:
È essenziale stabilire una comunicazione aperta con i pazienti e le loro famiglie durante tutto il processo. Informarli regolarmente sulle fasi successive, sulle procedure amministrative e su eventuali cambiamenti li rassicura e stabilisce un clima di fiducia.

3. Collaborazione interdisciplinare:
Una transizione di successo spesso richiede il coinvolgimento di diversi professionisti: medici, infermieri, assistenti sociali, fisioterapisti, ecc. Un coordinamento efficace tra questi diversi attori è fondamentale.

4. Formazione ed educazione del paziente:
Per sentirsi sicuri, i pazienti devono comprendere la loro condizione, le cure che devono continuare a ricevere e le modalità di somministrazione. Si possono organizzare workshop, sessioni informative o anche dimostrazioni.

5. Valutazione delle esigenze a casa:
Se il paziente torna a casa, è importante valutare la

necessità di adattamenti specifici per la casa, o se sarà necessaria un'assistenza domiciliare.

6. Follow-up post-transizione:
Un follow-up regolare dopo la dimissione del paziente assicura che tutto stia andando bene, risponde a qualsiasi domanda e adatta il piano di assistenza, se necessario.

7. Risorse e riferimenti:
Fornire al paziente un elenco di risorse e contatti può essere molto utile. Che si tratti di servizi a domicilio, gruppi di sostegno o consulenze specialistiche, avere queste informazioni a portata di mano è rassicurante.

8. Documentazione completa:
Al momento della dimissione, il paziente deve ricevere una cartella completa, che comprenda i referti medici, le prescrizioni, le istruzioni post-ospedaliere e qualsiasi altra informazione rilevante.

9. Disponibilità a rispondere alle preoccupazioni:
Assicurare al paziente che può contattare il servizio in caso di necessità rafforza la sensazione di sicurezza. La transizione non termina quando il paziente lascia l'ospedale.

Garantire una transizione senza intoppi comporta un approccio olistico, incentrato sul paziente, che richiede preparazione, comunicazione e collaborazione tra tutti gli attori coinvolti. È un passo essenziale per garantire la continuità delle cure, preservare il benessere del paziente e ottimizzare i risultati medici.

Follow-up post-riabilitazione : garantire la continuità dell'assistenza.

L'assistenza post-riabilitativa è una fase essenziale per garantire la continuità delle cure. Consolida i progressi compiuti durante il soggiorno di riabilitazione e aiuta a prevenire il rischio di una riospedalizzazione non necessaria. Questa fase, spesso trascurata o sottovalutata, è un collegamento essenziale nel percorso di cura del paziente.

Dopo un soggiorno di riabilitazione, il paziente, sebbene migliorato, può rimanere in uno stato di fragilità. L'assistenza deve quindi essere pianificata e organizzata ben oltre le porte dell'istituto di cura. Il passaggio dall'ospedale a casa o a un'altra struttura di cura è una vera sfida, che richiede un coordinamento perfetto tra i vari attori dell'assistenza sanitaria.

L'adattamento a un nuovo ambiente, la gestione delle cure a casa e la ripresa di un'attività professionale o sociale sono tutte fasi che possono essere fonte di stress, domande e persino complicazioni per il paziente. Da qui l'importanza di un'assistenza completa e di un monitoraggio rigoroso.

1. Stesura di un piano di assistenza post-riabilitativa:
Prima ancora che il paziente lasci la casa, deve essere redatto un piano di assistenza. Questo include tutte le raccomandazioni mediche, i trattamenti da continuare, gli appuntamenti da programmare, nonché gli adattamenti che potrebbero essere necessari a casa.

2. Coordinamento con gli operatori sanitari:
I medici di base, gli infermieri dell'assistenza domiciliare, i fisioterapisti, i farmacisti e altri professionisti devono lavorare insieme. Le informazioni devono fluire senza problemi tra loro, per garantire che l'assistenza sia pertinente ed efficace.

3. Supporto psicologico:
Il ritorno a casa può essere fonte di ansia per i pazienti e le loro famiglie. L'offerta di un supporto psicologico può essere utile per aiutare a superare le sfide emotive e psicologiche successive al ricovero.

4. Fornire risorse e strumenti:

Gli strumenti, come le applicazioni mobili o le piattaforme online, possono essere utilizzati per monitorare i progressi dei pazienti, ricordare loro gli appuntamenti o persino rispondere alle loro domande.

5. Visite di follow-up:

Servono a valutare regolarmente lo stato di salute del paziente, ad adeguare i trattamenti se necessario e a garantire che il paziente comprenda e aderisca al suo piano di cura.

6. Educazione terapeutica :

Questa svolge un ruolo fondamentale. Un paziente ben informato è in una posizione migliore per comprendere e partecipare attivamente alla propria cura, ottimizzando così le possibilità di successo del follow-up post-riabilitativo.

7. Anticipare le complicazioni:

Grazie a una maggiore vigilanza e a una comunicazione efficace con il paziente, è possibile identificare rapidamente eventuali segni di complicazioni e intervenire prima che la situazione peggiori.

8. Integrazione sociale e professionale:

Ove possibile, è fondamentale incoraggiare i pazienti a riprendere le loro attività sociali e professionali. Questo contribuisce non solo al benessere del paziente, ma anche alla sua riabilitazione generale.

Il follow-up post-riabilitativo è un processo multidimensionale che richiede un approccio incentrato sul paziente e una stretta collaborazione tra tutte le persone coinvolte. Lungi dall'essere una mera formalità, questa fase è essenziale per garantire la continuità e la qualità dell'assistenza, e quindi contribuire a una prognosi migliore per il paziente.

Capitolo 16

RIFLESSIONI SULLA PANDEMIA COVID-19 E IL SUO IMPATTO SULLA RIABILITAZIONE

Le sfide poste dalla pandemia.

La pandemia, che ha scosso il mondo intero, ha posto enormi sfide al sistema sanitario, e in particolare alla riabilitazione e all'assistenza successiva. Ha evidenziato la necessità di un'adattabilità e di una resilienza senza precedenti di fronte a una grave crisi sanitaria. Mentre ogni settore della medicina ha sentito l'impatto della pandemia, la Riabilitazione ha dovuto affrontare sfide specifiche che hanno messo alla prova sia l'infrastruttura che il personale.

1. Sovraffollamento:
Con il rinvio di numerosi interventi chirurgici e trattamenti medici, i reparti di Riabilitazione hanno dovuto adattarsi a un afflusso improvviso e imprevisto di pazienti. Questi pazienti, pur essendo guariti dalla fase acuta della malattia, spesso necessitavano di una riabilitazione intensiva, soprattutto dopo il ricovero in un'unità di terapia intensiva.

2. Aumento delle precauzioni sanitarie:
È stato necessario rafforzare i protocolli di igiene e sicurezza. Ciò ha comportato una formazione continua per il personale, l'adattamento dei locali, l'acquisizione e la gestione dei dispositivi di protezione individuale (DPI) e una vigilanza costante per evitare qualsiasi trasmissione.

3. Supporto emotivo:
La pandemia ha causato un enorme disagio psicologico tra i pazienti e le loro famiglie. I professionisti della riabilitazione, già abituati a gestire situazioni emotivamente intense, hanno dovuto raddoppiare i loro sforzi per sostenere i pazienti attraverso il trauma della malattia, dell'isolamento e dell'incertezza.

4. Restrizioni sulle visite:
Per limitare la diffusione del virus, le visite erano spesso limitate o addirittura vietate. Questo ha creato sfide di comunicazione e ha rafforzato l'importanza dei mezzi digitali per mantenere il legame tra i pazienti e le loro famiglie.

5. Stanchezza e stress del personale:
Di fronte alla pressione costante e all'aumento dei carichi di lavoro, il personale della Riabilitazione spesso sperimenta la stanchezza fisica ed emotiva. Era essenziale mettere in atto misure di sostegno e di riconoscimento per questi professionisti in prima linea.

6. Adattabilità dell'assistenza:
Il ritmo rapido delle scoperte sul virus e sulle sue implicazioni ha reso necessario un monitoraggio costante e un aggiornamento regolare dei protocolli di cura.

7. Sfide logistiche:
Che si tratti della fornitura di farmaci, DPI o attrezzature, la catena di approvvigionamento di Rééducation è stata messa a dura prova.

8. Riabilitazione post-COVID:
La natura stessa della malattia, con le sue complicazioni respiratorie, cardiache e neurologiche, ha reso necessario un ripensamento dei programmi di riabilitazione. I pazienti post-COVID hanno esigenze specifiche che hanno richiesto un approccio personalizzato e spesso multidisciplinare.

La pandemia ha indubbiamente trasformato il panorama della riabilitazione, evidenziando la necessità di una preparazione efficace, di un coordinamento intersettoriale e della capacità di rispondere rapidamente a situazioni mutevoli. Sebbene le sfide siano state molte, hanno anche fornito l'opportunità di ripensare e ottimizzare l'organizzazione e la fornitura di cure per il futuro.

Adattamento e innovazione in risposta alla crisi.

La crisi sanitaria globale ha evidenziato la capacità del settore medico, compreso quello della riabilitazione, di innovare e adattarsi rapidamente a circostanze eccezionali.

Gli adattamenti e le innovazioni sono stati molti e vari, dai cambiamenti pratici agli approcci terapeutici e alle soluzioni tecnologiche.

1. Telemedicina e tele-riabilitazione:
La pandemia ha accelerato l'adozione della telemedicina, consentendo ai professionisti di continuare a monitorare i pazienti senza esporli al rischio di infezione. Inoltre, per alcuni pazienti sono state organizzate sessioni di riabilitazione a distanza, utilizzando applicazioni e piattaforme dedicate.

2. Formazione on-line:
Di fronte alla necessità di formare rapidamente il personale su nuove procedure, protocolli COVID-19 e tecniche di cura, molte istituzioni hanno sviluppato moduli di formazione online, che spesso sono accessibili in modo permanente.

3. Adozione di nuove tecnologie:
Strumenti come le applicazioni di monitoraggio dei sintomi, i dispositivi di monitoraggio remoto e i robot di disinfezione UV sono stati integrati nelle routine di riabilitazione per migliorare la sicurezza e l'efficienza dell'assistenza.

4. Protocolli di cura rivisti:
Sono stati elaborati protocolli appropriati per la gestione dei pazienti post-COVID, tenendo conto delle complicazioni respiratorie, cardiache e neurologiche associate a questa malattia.

5. Spazi modulari:
Alcuni centri di riabilitazione hanno riprogettato i loro spazi per creare aree dedicate ai pazienti con COVID-19, con ventilazione e filtrazione dell'aria ottimizzate.

6. Programmi di benessere per il personale:
Consapevoli delle sfide psicologiche ed emotive che i loro team hanno dovuto affrontare, molte strutture hanno istituito programmi di sostegno, sessioni di rilassamento e meditazione, o aree di riposo dedicate.

7. Comunicazione migliorata:
Con le restrizioni alle visite, la comunicazione tra le équipe mediche, i pazienti e le loro famiglie è diventata essenziale. Sono state sviluppate soluzioni, come i tablet per le videoconferenze e gli aggiornamenti regolari tramite applicazioni dedicate.

8. Partnership e collaborazione:
Data la portata della crisi, la collaborazione tra ospedali, centri di ricerca, università e industria si è intensificata per scambiare conoscenze, condividere risorse e sviluppare congiuntamente soluzioni.

9. Partecipazione alla ricerca :
Molti Centri di riabilitazione hanno partecipato attivamente alla ricerca COVID-19, in particolare alla riabilitazione post-infettiva, contribuendo allo sviluppo di nuove linee guida e raccomandazioni.

10. Pianificazione e preparazione per il futuro:
La pandemia ha evidenziato la necessità di una solida pianificazione di emergenza. Rééducation ha quindi investito nella formazione, nell'aggiornamento dei piani di emergenza e nell'accumulo di attrezzature.

Sebbene la crisi abbia presentato sfide senza precedenti, ha anche catalizzato un'ondata di innovazioni e adattamenti che non solo hanno aiutato a superare le difficoltà immediate, ma hanno anche gettato le basi per un sistema sanitario più resiliente e preparato per il futuro.

Lezioni apprese e implicazioni per il futuro della Riabilitazione.

La pandemia ha aperto gli occhi al mondo medico e, in particolare, alla Riabilitazione e all'Assistenza Continua (Riabilitazione). Le istituzioni hanno affrontato sfide senza precedenti, ma hanno anche imparato lezioni preziose che avranno implicazioni durature per il futuro della Riabilitazione.

1. Resilienza del sistema:
La riabilitazione ha scoperto la sua capacità di adattarsi rapidamente riconfigurando gli spazi, adottando protocolli modificati e orientandosi verso soluzioni tecnologiche. Questa capacità di reagire rapidamente sarà coltivata in futuro per rispondere a potenziali crisi.

2. La telemedicina è qui per restare:
Sebbene la telemedicina sia stata adottata per necessità durante la pandemia, ha dimostrato la sua efficacia e probabilmente sarà integrata in modo permanente nelle pratiche di riabilitazione, offrendo maggiore flessibilità e accessibilità ai pazienti.

3. Importanza della formazione continua:
È stata evidenziata la necessità di un aggiornamento regolare delle conoscenze e delle competenze del personale. Rééducation investirà maggiormente nella formazione continua, utilizzando formati digitali per facilitare l'accesso.

4. Collaborazione interdisciplinare:
La complessità della gestione dei pazienti COVID-19 ha rafforzato l'importanza della collaborazione tra diverse specialità mediche. Questo approccio collaborativo sarà probabilmente rafforzato nei prossimi anni.

5. Rafforzamento dei protocolli igienici:
I protocolli igienici rafforzati adottati durante la pandemia saranno mantenuti, assicurando una migliore protezione contro una serie di infezioni, non solo la COVID-19.

6. Attrezzature e tecnologie :
La pandemia ha accelerato l'adozione di nuove tecnologie. Queste innovazioni, che si tratti di sistemi di monitoraggio a distanza o di piattaforme di comunicazione, saranno integrate in modo permanente nelle pratiche di riabilitazione.

7. Pianificazione di emergenza:
I centri di riabilitazione riconoscono ora l'importanza della preparazione e della pianificazione delle emergenze. I piani saranno regolarmente aggiornati e testati per garantire che le strutture siano pronte a rispondere rapidamente a qualsiasi crisi futura.

8. Assistenza centrata sul paziente:
È stata sottolineata l'importanza della comunicazione e dell'educazione dei pazienti e delle loro famiglie. La riabilitazione rafforzerà il suo impegno per un approccio incentrato sul paziente, ponendo l'accento sull'educazione del paziente, sulla comunicazione e sul coinvolgimento nel processo di cura.

9. Salute mentale del personale:
Le sfide emotive affrontate dal personale durante la pandemia hanno evidenziato l'importanza del benessere mentale. La Riabilitazione porrà maggiore enfasi sul supporto psicologico per il suo personale.

10. Intelligenza strategica:
La capacità di tenersi al passo con i rapidi cambiamenti delle conoscenze mediche durante la crisi sarà integrata nelle pratiche regolari di Riabilitazione, con un'attenzione particolare alla ricerca, all'osservazione della tecnologia e all'aggiornamento delle pratiche di conseguenza.

Sebbene la pandemia sia stata un periodo tumultuoso per i Rehab, le lezioni apprese hanno creato un'opportunità per queste strutture di rinnovarsi, rafforzarsi e prepararsi per un futuro in cui l'assistenza sarà più flessibile, collaborativa, tecnologicamente avanzata e incentrata sul paziente.

Capitolo 17

SVILUPPO PROFESSIONALE E PROSPETTIVE FUTURE

Opportunità di specializzazione e la formazione continua.

Il mondo dell'assistenza post-acuta e riabilitativa offre un'ampia gamma di opportunità agli infermieri che desiderano specializzarsi o migliorare le proprie competenze. La natura complessa e in rapida evoluzione del settore medico significa che la formazione continua non è solo un vantaggio, ma una necessità. Ecco una panoramica fluida delle opportunità di specializzazione e di formazione continua disponibili per gli infermieri nel campo della Riabilitazione:

La medicina riabilitativa è una disciplina in costante evoluzione, che riflette i progressi della scienza medica e la diversificazione delle esigenze dei pazienti. Quindi, per gli infermieri, adattarsi e specializzarsi non è solo un'opportunità, ma anche un imperativo se vogliono fornire la migliore qualità di assistenza possibile.

1. Specializzazioni in base alle esigenze del paziente:
- **Riabilitazione pediatrica:** concentrarsi sulla cura dei bambini richiede una particolare comprensione delle loro esigenze specifiche.
- **Riabilitazione geriatrica:** gli anziani, con le loro molteplici patologie e fragilità, richiedono un approccio personalizzato.
- **Neuroriabilitazione:** per i pazienti con lesioni cerebrali o altri disturbi neurologici, sono essenziali competenze neurologiche specifiche.
- **Riabilitazione cardiaca:** in seguito a eventi cardiovascolari importanti, i pazienti necessitano di un'assistenza specializzata per recuperare una qualità di vita ottimale.

2. Tecniche di cura avanzate:

- **Gestione del dolore:** le tecniche si evolvono rapidamente e richiedono una formazione regolare per fornire la migliore assistenza possibile.
- **Tecniche di mobilizzazione: una** mobilizzazione precoce ed efficace è fondamentale per la riabilitazione. Corsi di formazione specializzati possono sviluppare ulteriormente le competenze in quest'area.

3. Competenze psicosociali :

- **Comunicazione interculturale:** comprendere e rispettare la diversità culturale dei pazienti è fondamentale e i corsi di formazione possono aiutare a sviluppare queste competenze.
- **Salute mentale: la** collaborazione con i professionisti della salute mentale e l'identificazione dei problemi psicologici nei pazienti in riabilitazione sono aree di specializzazione.

4. Gestione e leadership:

Per coloro che desiderano avanzare in ruoli di gestione o di leadership, può essere utile una formazione in gestione dell'assistenza, leadership clinica o amministrazione.

5. Ricerca e tecnologia :

Il mondo della riabilitazione beneficia costantemente dei progressi della tecnologia e della ricerca. Gli infermieri possono specializzarsi nell'uso delle moderne attrezzature per la riabilitazione, o addirittura partecipare alla ricerca clinica per migliorare le pratiche riabilitative.

6. Etica medica:

Con questioni così delicate come le decisioni di fine vita o di trattamento, la formazione in etica medica può essere preziosa.

Il panorama della riabilitazione è ricco e vario, e offre agli infermieri una moltitudine di opportunità per svilupparsi, specializzarsi ed eccellere. Investendo nella formazione continua, possono non solo arricchire la loro carriera, ma anche migliorare la qualità dell'assistenza fornita ai pazienti.

Ricerca sulla riabilitazione: dove stiamo andando?

La ricerca nell'ambito dell'assistenza continua e della riabilitazione (Riabilitazione) ha fatto grandi progressi negli ultimi decenni, concentrandosi sempre sul miglioramento delle pratiche, sull'ottimizzazione dei risultati dei pazienti e sull'integrazione di nuove tecnologie e metodologie. La riabilitazione, essendo intrinsecamente multidisciplinare, si presta all'esplorazione di diverse direzioni di ricerca. Diamo uno sguardo fluido a dove si sta dirigendo la ricerca sulla riabilitazione e quali sono le tendenze emergenti.

La ricerca sulla riabilitazione è sempre stata incentrata sulle persone. Ogni progresso e ogni scoperta sono guidati da un obiettivo fondamentale: facilitare il recupero, migliorare la qualità della vita e garantire l'autonomia del paziente. Ma man mano che la nostra comprensione della medicina si approfondisce, le vie della ricerca si moltiplicano.

1. Tecnologie all'avanguardia nella riabilitazione: Telemedicina, esoscheletri, realtà virtuale e aumentata sono tutte aree di interesse. Questi strumenti, un tempo relegati nel regno della fantascienza, sono ora al centro dei programmi di ricerca sulla riabilitazione. Cosa ci guadagna? Offrire soluzioni più appropriate, meno invasive e talvolta anche divertenti per aiutare i pazienti nella loro riabilitazione.

2. Neuroplasticità: il cervello sta ancora rivelando tutti i suoi segreti. La ricerca sulla neuroplasticità - la capacità del sistema nervoso di riconfigurarsi - sta aprendo la strada a trattamenti più mirati per le lesioni cerebrali e le malattie neurodegenerative.

3. Approcci olistici: la ricerca riconosce sempre più l'importanza di un approccio olistico, che integri gli aspetti fisici, mentali e sociali. L'impatto della nutrizione, della psicologia e anche delle terapie complementari come la meditazione e lo yoga sono sempre più studiate nel contesto della riabilitazione.

4. Cure personalizzate: con i progressi della genomica e della medicina personalizzata, c'è un interesse crescente per i protocolli di riabilitazione personalizzati in base alle specificità genetiche o biochimiche di ciascun paziente.

5. Efficienza e ottimizzazione: date le pressioni economiche sui sistemi sanitari, una grande quantità di ricerca è volta a identificare i metodi e le tecniche più efficienti per ottenere i migliori risultati nel minor tempo possibile.

6. Formazione e istruzione: la ricerca non si ferma ai pazienti. Come possiamo formare al meglio i professionisti di domani? Quali sono gli strumenti didattici più efficaci? Sono domande cruciali se vogliamo garantire un'assistenza di alta qualità a lungo termine.

7. Impatto dell'ambiente: La ricerca sta esaminando sempre più l'influenza dell'ambiente - sia fisico che sociale - sulla riabilitazione. Qual è il modo migliore per progettare gli ambienti di cura? Qual è l'impatto della natura o dell'arte sul recupero?

La ricerca sulla riabilitazione è un campo in rapida crescita, dove si incontrano la medicina, la tecnologia e le scienze umane e sociali. Con l'evoluzione della nostra società, le esigenze di riabilitazione si diversificano e la ricerca sulla riabilitazione deve essere all'avanguardia per rispondere a queste sfide.

Il futuro della riabilitazione facciale sfide demografiche e mediche.

Di fronte all'invecchiamento della popolazione e all'emergere di nuove patologie e sfide mediche, l'assistenza riabilitativa e di follow-up si trova a un bivio. È essenziale anticipare e adattarsi a questi cambiamenti per garantire un'assistenza di alta qualità e una gestione ottimale del paziente. In un mondo in continua evoluzione, quali sono i problemi principali e le prospettive future della riabilitazione di fronte alle sfide demografiche e mediche?

1. Demografia: invecchiamento della popolazione
L'aumento dell'aspettativa di vita e l'invecchiamento della popolazione sono una delle maggiori sfide che la riabilitazione deve affrontare. Con l'età arrivano spesso malattie croniche, disabilità motorie, disturbi neurologici e altre condizioni che richiedono una riabilitazione intensiva. I servizi di riabilitazione devono quindi essere preparati ad accogliere un numero crescente di pazienti anziani, con esigenze specifiche e spesso multiple.

2. L'emergere di nuove malattie
Oltre alle malattie tradizionalmente trattate in Riabilitazione, stanno emergendo nuove patologie, spesso legate al nostro stile di vita moderno. I disturbi muscoloscheletrici legati al lavoro sedentario, le condizioni psicosomatiche e le conseguenze dello stress cronico sono tutte nuove sfide per i team di riabilitazione.

3. Un approccio olistico alla riabilitazione
Di fronte a queste sfide, il settore della riabilitazione riconosce sempre più l'importanza di un'assistenza completa al paziente. Ciò comporta una stretta collaborazione tra professionisti di diversa estrazione (medica, paramedica, psicologica) e un'attenzione particolare all'ambiente socio-familiare del paziente.

4. La tecnologia al servizio della riabilitazione

Il rapido sviluppo delle tecnologie mediche offre incredibili opportunità per la riabilitazione. Robotica, realtà virtuale, telemedicina... Queste innovazioni consentono di migliorare il trattamento, personalizzare l'assistenza e ottimizzare la riabilitazione. Tuttavia, richiedono anche una formazione continua per i professionisti e investimenti sostanziali.

5. Prevenzione come parola d'ordine

Di fronte all'aumento delle malattie croniche, i professionisti della riabilitazione hanno un ruolo cruciale da svolgere nella prevenzione. L'educazione terapeutica, la promozione di uno stile di vita sano e lo screening precoce sono tutti modi per ridurre l'incidenza di alcune malattie e migliorare la qualità di vita dei pazienti.

6. Una sfida organizzativa ed economica

L'aumento del numero di pazienti e la crescente complessità dell'assistenza stanno ponendo grandi sfide organizzative. È fondamentale ripensare i modelli di finanziamento, gestione e organizzazione dei servizi di riabilitazione, per garantire un'assistenza ottimale e mantenere i costi sotto controllo.

7. Formazione e ricerca, i pilastri dello sviluppo

Per rimanere all'avanguardia, i centri di riabilitazione devono investire nella formazione dei loro team e nella ricerca. Ciò significa non solo incorporare gli ultimi progressi medici, ma anche sviluppare nuove metodologie, partecipare a studi clinici e adottare un approccio di miglioramento continuo.

Le sfide sono molte, ma offrono anche grandi opportunità per la riabilitazione. Il futuro della riabilitazione comporterà un approccio integrato, innovativo e incentrato sul paziente, che ci consentirà di sostenere ogni individuo durante il suo percorso di salute, indipendentemente dai suoi disturbi o dalle sue esigenze.

Capitolo 18

TESTIMONIANZE E CASI DI STUDIO

Condividere l'esperienza infermieri veterani della riabilitazione.

La condivisione delle esperienze, in particolare quelle degli infermieri veterani che si occupano di riabilitazione e di cure successive, fornisce un'incomparabile ricchezza di informazioni. Questi racconti di prima mano illustrano la realtà quotidiana della professione, con le sue gioie, i suoi dolori, le sue sfide e i suoi successi. Ecco uno schema di come potrebbe essere un capitolo dedicato a queste testimonianze.

Nel cuore della riabilitazione, molti infermieri veterani sono passati attraverso gli anni, fornendo assistenza e conforto ai pazienti in riabilitazione. Le loro esperienze sono finestre sull'anima della professione.

Marie, 25 anni, in Riabilitazione:
"Ho iniziato da giovane, con un'energia sconfinata. La riabilitazione era un mondo nuovo per me, dove ogni paziente aveva una storia da raccontare. Ho imparato che oltre alle cure tecniche, l'ascolto era essenziale. Ricordo Paul, un uomo di cinquant'anni che ha avuto un ictus. La sua riabilitazione ha richiesto molto tempo, ma ogni passo avanti era una vittoria. Questi momenti di gioia condivisa sono ciò che alimenta la mia passione.

Olivier, 30 anni di servizio:
"La riabilitazione è cambiata molto. Gli sviluppi tecnologici hanno portato strumenti incredibili. Ma ciò che non è cambiato è il rapporto umano. Quando ho iniziato, mi è stato detto che ero il collegamento tra il paziente e il medico. Oggi, mi rendo conto che sono anche il legame tra il paziente e se stesso, aiutandolo a ritrovare se stesso dopo un trauma o una malattia".

Fatima, 20 anni al capezzale:
"Ogni paziente è un mondo. Nella riabilitazione, vediamo persone in un momento molto vulnerabile della loro vita. Spesso sono smarrite e spaventate. Il nostro ruolo va ben oltre la cura. Si tratta anche di portare speranza. Penso a Léa, una giovane donna che ha avuto un incidente stradale. Era convinta che non avrebbe mai più camminato. Con il tempo, le cure e un grande incoraggiamento, ha mosso i primi passi. Non si dimenticano mai momenti come questo.

Jean-Pierre, infermiera e poi dirigente sanitaria, 35 anni di riabilitazione:
"Il coordinamento è essenziale. Non si lavora mai da soli nella riabilitazione. È una squadra e ogni membro conta. Nel corso degli anni, ho imparato a valorizzare ogni competenza, sia essa medica, paramedica o amministrativa. Tutto è collegato e il successo della riabilitazione di un paziente è spesso il frutto di un lavoro di squadra".

Queste testimonianze illustrano la ricchezza e la complessità del lavoro nella Riabilitazione. Evidenziano il ruolo centrale dell'infermiera, come assistente, educatrice, coordinatrice e supporto emotivo. Ci ricordano che la medicina è soprattutto un'arte umana, dove ogni paziente è unico e ogni storia è preziosa.

Analisi di casi clinici reali e la risoluzione dei problemi.

L'analisi di casi clinici reali nel campo della riabilitazione offre un'opportunità unica per acquisire una comprensione concreta delle sfide e delle problematiche legate alla riabilitazione. Questi casi di studio ci permettono di affrontare situazioni complesse e di sviluppare un pensiero approfondito sugli interventi infermieri. Ecco un'esplorazione di uno di questi casi, con la risoluzione dei problemi associati.

<u>Caso clinico: la signora Dupont</u>
La signora Dupont, di 67 anni, è stata ricoverata per la riabilitazione dopo un intervento all'anca. Ha una storia di ipertensione e diabete. Sua figlia l'ha accompagnata e ha espresso preoccupazione per la capacità della madre di recuperare la sua indipendenza.

Problema 1: dolore post-operatorio
Intervento infermieristico: valutazione regolare del dolore della signora Dupont, somministrazione di analgesici come prescritto, monitoraggio degli effetti collaterali, educazione del paziente sulla gestione del dolore.
Problema 2: rischio di infezione del sito chirurgico
Intervento infermieristico: monitoraggio quotidiano della ferita chirurgica, controllo dei segni di infezione (rossore, calore, secrezione), educazione del paziente sull'importanza dell'igiene.
Problema 3: ansia nella paziente e in sua figlia
Coinvolgimento dell'infermiera: creare uno spazio di ascolto per la signora Dupont e sua figlia, spiegare le fasi della riabilitazione, rassicurarle sulle competenze dell'équipe di cura, suggerire sessioni con uno psicologo se necessario.
Problema 4: Gestione delle co-morbilità (ipertensione, diabete)
Intervento infermieristico: monitoraggio regolare dei livelli di zucchero nel sangue e della pressione sanguigna, somministrazione dei farmaci prescritti, educazione della signora Dupont sull'importanza di una dieta equilibrata e sull'assunzione regolare dei farmaci.
Problema 5: Riabilitazione e mobilizzazione precoce
Coinvolgimento dell'infermiera: lavorare a stretto contatto con i fisioterapisti, incoraggiando la paziente a partecipare

attivamente alle sedute, monitorando la tolleranza della signora Dupont agli esercizi, adattando le sedute in base ai progressi.

Analizzando questo caso clinico, possiamo vedere che l'infermiera di riabilitazione svolge un ruolo centrale nell'assistenza generale del paziente. Valuta, interviene, educa e coordina l'assistenza per garantire la migliore qualità di cura possibile. Ogni situazione è unica e gli interventi devono essere adattati alle esigenze specifiche di ogni paziente. L'analisi dei casi clinici aiuta a sviluppare una visione olistica dell'assistenza, integrando gli aspetti medici, psicologici, sociali ed educativi.

Il potere dell'umanità nella guarigione e nella riabilitazione.

Il potere dell'umanità nella guarigione e nella riabilitazione è un elemento essenziale che viene spesso sottovalutato nel mondo medico moderno. Nonostante l'evoluzione tecnologica e i progressi scientifici, il tocco umano, l'ascolto attento e la compassione rimangono strumenti potenti nel processo di guarigione.

Al centro di questo potere c'è la capacità di creare connessioni significative. Per i pazienti della riabilitazione, la riabilitazione riguarda tanto la mente quanto il corpo. Le sfide fisiche sono ovvie, ma le sfide emotive, psicologiche e spirituali che accompagnano una lunga convalescenza o una malattia cronica sono altrettanto reali. Gli operatori che adottano un approccio umanistico vedono il paziente nella sua interezza, riconoscendone i bisogni, le speranze, le paure e i desideri.

Parole incoraggianti, una mano d'aiuto o semplicemente una presenza tranquilla in un momento di dolore o di scoraggiamento possono essere potenti catalizzatori per il recupero. Questi gesti aumentano la fiducia e la motivazione del paziente a continuare i trattamenti, gli esercizi e le terapie necessarie per la riabilitazione.

L'umanità nell'assistenza migliora anche il benessere del personale di assistenza. Stabilendo legami autentici con i loro pazienti, gli assistenti spesso trovano un significato e una soddisfazione profonda nel loro lavoro, che può proteggerli dal burnout e dall'esaurimento.

È anche in questa umanità che le famiglie e le persone care trovano sostegno. Assistere alla sofferenza di una persona cara è già di per sé un calvario. Ma vedere quella persona trattata con dignità, rispetto e compassione può portare un conforto inestimabile.

Vivendo in un'epoca di rapide innovazioni mediche, è fondamentale ricordare che l'umanità è al centro della guarigione. Le macchine possono aiutare a diagnosticare, i farmaci possono trattare, ma è lo spirito umano, con la sua resilienza, la compassione e la capacità di connettersi, che spesso è la chiave della vera guarigione e riabilitazione.

Conclusione

L'innegabile importanza dell'infermiera di riabilitazione.

L'infermiera di riabilitazione è una figura centrale, un collegamento essenziale nel complesso processo di riabilitazione e cura. Il suo ruolo va oltre le semplici procedure tecniche o il monitoraggio medico: è il vero anello di congiunzione tra il paziente, la sua famiglia e l'équipe medica, garantendo la coerenza e la continuità dell'assistenza.

Fin dal momento del ricovero, l'infermiera getta le basi per un rapporto di fiducia, che è fondamentale per un processo di guarigione armonioso. Questa fiducia si basa non solo sulla competenza tecnica, ma anche sull'empatia, l'ascolto e la capacità di rassicurare. Nel delicato contesto della riabilitazione, dove i pazienti devono spesso confrontarsi con i propri limiti, frustrazioni e paure, l'infermiere diventa un supporto psicologico di prim'ordine, una presenza rassicurante su base quotidiana.

Ma la sua portata va ben oltre l'aspetto emotivo. L'infermiere è anche un vero direttore d'orchestra, che coordina brillantemente gli interventi dei vari professionisti della salute. Tiene sotto controllo la situazione, assicurandosi che ogni fase del piano di cura sia seguita correttamente e adattata se necessario, mantenendo una comunicazione fluida con i medici, i fisioterapisti, i terapisti occupazionali e gli altri specialisti coinvolti.

Anche la versatilità dell'infermiera di riabilitazione è notevole. Da un minuto all'altro, può passare da una tecnica di assistenza avanzata, a una discussione sull'educazione terapeutica del paziente, al coordinamento di un workshop di mobilizzazione. Questa capacità di adattamento, questa facilità con cui si destreggia in ruoli diversi, lo rende una pietra miliare della Riabilitazione.

Inoltre, di fronte alle sfide poste dai cambiamenti della società, della tecnologia e della medicina, gli infermieri della riabilitazione si reinventano costantemente. Spesso sono all'avanguardia dell'innovazione, cercano costantemente di migliorare le loro pratiche, di formarsi e di aggiornarsi, per offrire ai pazienti la migliore assistenza possibile.

Se la riabilitazione è il luogo delle seconde opportunità, della rinascita e del rinnovamento, è soprattutto grazie all'impegno, alla passione e alla determinazione delle infermiere che vi lavorano. Sono la prova vivente che l'umanità, la dedizione e la competenza possono unirsi per trasformare le vite, ed è questa innegabile importanza che li rende pilastri essenziali del mondo della riabilitazione.

Incoraggiamento e consigli per chi è nuovo nel settore.

La vocazione dell'infermiera di riabilitazione è un'avventura emozionante ma impegnativa, irta di ostacoli ma anche di momenti di profonda gratificazione. Per chi è alle prime armi con la professione, la determinazione, la pazienza e la passione sono essenziali. Ecco alcuni incoraggiamenti e consigli per guidare i suoi primi passi:

- **L'apprendimento è continuo**: capire che ogni giorno è un'opportunità per imparare. La medicina è in continua evoluzione, così come le tecniche di trattamento. Sia curioso, faccia domande e non abbia paura di dire che non sa.
- **La pazienza è la sua migliore alleata**: I progressi nella riabilitazione possono essere lenti e talvolta invisibili. Festeggi ogni piccola vittoria, per quanto piccola, e ricordi che ogni paziente è unico.

- **Stabilire legami:** Il rapporto con il paziente è al centro della riabilitazione. Si prenda il tempo necessario per ascoltare, capire e costruire un rapporto di fiducia.
- **Si circondi di persone:** I suoi colleghi saranno una fonte preziosa di sostegno, incoraggiamento e consigli. Non esiti a chiedere il loro aiuto, a condividere i suoi dubbi e ad imparare dalla loro esperienza.
- **Si prenda cura di sé:** Il carico emotivo può essere pesante nella Riabilitazione. È essenziale riconoscere i propri limiti, adottare strategie di autocura e cercare aiuto, se necessario. Il suo benessere è fondamentale per fornire la migliore assistenza possibile.
- **Mantenere la rotta:** ci saranno giorni difficili, situazioni complesse e momenti di dubbio. Si ricordi perché ha scelto questa professione, la differenza che può fare nella vita dei pazienti, e lasci che questa passione sia la sua guida.
- **Formazione continua:** La formazione continua è essenziale per rimanere aggiornati e rafforzare le sue competenze. Approfitti delle opportunità di specializzazione, dei workshop e delle conferenze per ampliare i suoi orizzonti.
- **Cercare un mentore:** trovare un mentore, una figura esperta che possa guidarla, consigliarla e sostenerla, può essere prezioso nei primi anni della sua carriera.
- **La comunicazione è fondamentale:** sviluppi le sue capacità di comunicazione, non solo con i pazienti ma anche con l'équipe medica. Una comunicazione chiara ed efficace è essenziale per garantire la migliore assistenza possibile.
- **Credere in se stessi:** Infine, ricordi che ogni giorno, attraverso le sue azioni, le sue capacità e la sua umanità, lei fa la differenza. Ha la capacità di portare conforto, guidare la guarigione e cambiare le vite.

Cari neofiti, il vostro viaggio nella Riabilitazione è appena iniziato, e che avventura promette di essere! Abbracciate ogni sfida con cuore e determinazione, perché il mondo della Riabilitazione ha molto da offrirvi. Lei è il futuro della Riabilitazione e noi crediamo in lei.

Glossario dei termini medici.

Un glossario di termini medici è un'aggiunta essenziale a qualsiasi libro rivolto agli operatori sanitari, soprattutto per i principianti. Sebbene non possa trattare tutti i termini che potrebbe desiderare di includere, ecco una selezione rilevante per il contesto della Riabilitazione:

- **Analgesico**: farmaco destinato a ridurre o eliminare il dolore.
- **Atrofia**: riduzione del volume di un tessuto, di un organo o di una parte del corpo, generalmente a causa di una malattia o della mancanza di utilizzo.
- **Valutazione funzionale**: valutazione delle capacità e delle limitazioni di una persona nelle varie attività della vita quotidiana.
- **Cognizione**: tutte le funzioni mentali che includono il pensiero, la memoria, il giudizio e la risoluzione dei problemi.
- **Decubito**: sdraiato. Il termine è spesso associato alle ulcere che possono svilupparsi come risultato di una pressione prolungata su una particolare area del corpo.
- **Terapia occupazionale**: terapia che utilizza attività produttive o creative per aiutare a recuperare o mantenere la massima indipendenza.
- **Fisioterapia**: terapia che utilizza il movimento per trattare e prevenire determinate condizioni.
- **Mobilità passiva**: movimento di una parte del corpo senza alcuno sforzo attivo da parte del paziente, generalmente effettuato da un terapista o da un apparecchio.
- **Neurodegenerative**: si riferisce alle malattie caratterizzate dalla progressiva degradazione delle cellule nervose o dei neuroni.

- **Ortesi**: apparecchio o dispositivo esterno utilizzato per correggere o alleviare una deformità o una disfunzione.
- **Palliativo**: trattamento volto ad alleviare i sintomi senza trattare la causa sottostante della malattia.
- **Riabilitazione**: il processo che aiuta una persona a recuperare o migliorare le proprie capacità funzionali in seguito a una malattia o a un infortunio.
- **Sequela**: conseguenza di una malattia o di una lesione che persiste dopo che la causa iniziale è stata trattata o curata.
- **Spasticità**: un aumento del tono muscolare che può portare a spasmi o contrazioni muscolari involontarie.
- **Trombosi venosa profonda (TVP)**: formazione di un coagulo di sangue in una vena profonda, solitamente nella gamba.
- **Ventilazione meccanica**: utilizzo di una macchina per aiutare una persona a respirare quando non è in grado di farlo da sola.

Ovviamente, sarebbe necessario completare questo glossario in base agli argomenti trattati nel libro. I termini qui elencati sono solo un abbozzo, ma forniscono una solida base per aiutare i principianti a comprendere alcuni dei termini specialistici che potrebbero incontrare nella Riabilitazione.

Risorse aggiuntive per la formazione e sviluppo professionale.

La formazione e lo sviluppo professionale sono essenziali per qualsiasi infermiere che desideri tenersi aggiornato sugli ultimi progressi medici, sulle tecniche e sulle migliori pratiche. Ecco un elenco di risorse che gli infermieri della riabilitazione possono trovare utili per la loro formazione e il loro sviluppo:

- Associazioni professionali :
  - *Ordre National des Infermiers*: offre opportunità di formazione, eventi e risorse per gli infermieri.
  - *Associazione Francese dei Servizi di Suite e di Riadattamento (AFRéducation)*: Specifica per i professionisti della riabilitazione, offre corsi di formazione, conferenze e workshop.
- Giornali e riviste specializzate:
  - *Revue de l'infermiera:* articoli, casi di studio, ricerche e notizie specifiche sulla professione.
  - *Cura della riabilitazione*: concentrandosi specificamente sulla cura della riabilitazione, questa rivista tratta le nuove tecniche, i casi di studio e la ricerca.
- Formazione online :
  - Piattaforme come *Coursera*, *Udemy* e *Khan Academy* offrono corsi su una varietà di argomenti medici, compresa la riabilitazione.
- Conferenze e workshop :
  - Partecipare a eventi nazionali e internazionali sull'assistenza riabilitativa, sulla medicina generale e su altre specialità correlate.
- Libri e manuali:
  - Esistono molti libri sull'assistenza infermieristica specializzata, sulla riabilitazione, sulla fisiologia e su altri argomenti rilevanti. È

consigliabile consultare regolarmente le nuove pubblicazioni.
- Reti sociali professionali :
  - Piattaforme come *LinkedIn permettono* di unirsi a gruppi dedicati alla cura della riabilitazione, dove i membri condividono risorse, studi ed esperienze.
- Programmi di mentoring :
  - Cerchi opportunità di mentoring, in cui gli infermieri esperti guidano e consigliano quelli nuovi alla professione.
- Ricerca clinica :
  - Tenersi aggiornati sulle ultime ricerche nel campo della Riabilitazione ci permette di incorporare le ultime scoperte nella nostra pratica quotidiana.
- Università e istituti di formazione:
  - Molti di loro offrono corsi di formazione continua, diplomi universitari o certificati di specializzazione.
- Stage e rotazioni :
  - Pensi a fare dei tirocini in diversi dipartimenti o istituti per acquisire esperienze diverse e competenze complementari.

Il mondo medico è in continua evoluzione ed è fondamentale che i professionisti della sanità continuino a imparare e a svilupparsi nel corso della loro carriera. Queste risorse, unite alla volontà di imparare, possono aiutare gli infermieri a fornire un'assistenza eccezionale ai loro pazienti e a crescere nella loro professione.